TUDO QUE SEUS PAIS NÃO TE ENSINARAM

MAS VOCÊ DEVERIA SABER

Diretora-executiva
Renata Sturm

Diretor Financeiro
Guther Faggion

Diretor Comercial
Nilson Roberto da Silva

Administração
Alberto Balbino

Editor
Pedro Aranha

Preparação
João Lucas Z. Kosce

Revisão
Laura Folgueira

Direção de Arte
Rafael Bersi

Marketing e Comunicação
Bianca Oliveira, Matheus da Costa

DADOS INTERNACIONAIS DE CATALOGAÇÃO NA PUBLICAÇÃO (CIP)
ANGÉLICA ILACQUA – CRB-8/7057

Castro, Edson
Tudo que seus pais não te ensinaram : mas você deveria saber / Edson Castro. -- São Paulo : Maquinaria Sankto Editora e Distribuidora Ltda, 2025.
288 p.
ISBN 978-85-94484-69-7

1. Desenvolvimento pessoal 2. Maturidade 3. Jovens - Conduta I. Título

25-1494 CDD 158.1

Índice Para Catálogo Sistemático:

1. Desenvolvimento pessoal

maquinaria EDITORIAL

Rua Pedro de Toledo, 129 – Sala 104
Vila Clementino – São Paulo – SP, CEP: 04039-030
www.mqnr.com.br

EDSON CASTRO

TUDO QUE SEUS PAIS NÃO TE ENSINARAM

MAS VOCÊ DEVERIA SABER

VIDA, DINHEIRO, PROPÓSITO E RELACIONAMENTOS

mqnr

Sumário

A todos que seguiram e acompanharam o meu trabalho, por acreditarem em mim e me fazer querer que ele seja melhor a cada dia.

Para meu pai e minha mãe, que, mesmo sem todas asferramentas, me guiaram da melhor maneira que podiam por parte do caminho.

Para Letícia, com quem quero trilhar o resto da vida.

Prefácio

por Marcos Lacerda

A primeira vez que vi Edson foi assistindo ao canal dele no YouTube, o *Manual do Homem Moderno*. Rapidamente percebi que estava diante de alguém especial. Edson era diferente porque mostrava coragem para romper com padrões ultrapassados, questionar tabus e desafiar preconceitos que ainda atrapalham tantos homens no caminho do amadurecimento.

Até que um dia, com surpresa, fui chamado, como psicólogo, para participar de um episódio do seu canal. Que presente a vida estava me dando! Desde então, deixei de ser apenas um fã para me tornar amigo de Edson. E essa amizade só tem enriquecido a minha vida desde então.

Por isso, hoje é com orgulho e carinho de um pai (sim, leitor, eu teria idade para ser pai dele e confesso que adoraria tê-lo como filho), que leio pela primeira vez o seu livro e escrevo estas palavras iniciais.

Existem livros que encantam pela beleza da escrita, outros pela coragem das ideias, e alguns, bem mais raros, têm o poder de mexer com a gente pela sinceridade e verdade com que abordam a vida. *Tudo o que seus pais não te ensinaram (mas você deveria saber)* é um desses últimos. É o tipo de obra que mostra com delicadeza e clareza os obstáculos em que insistimos em tropeçar.

O título já provoca, já desperta curiosidade, e com razão. Aqui você não encontrará atalhos fáceis nem promessas vazias. Cada capítulo funciona como um espelho e uma ponte ao mesmo tempo. Espelho, porque inevitavelmente nos enxergamos nas situações descritas. Ponte, porque Edson nos guia com empatia e firmeza: do desconforto à consciência, da imobilidade à coragem de agir.

Capítulos como "Por que você está falhando em adultar" são verdadeiros choques de realidade, mas dados com o carinho e a compaixão de alguém que já passou por tudo isso antes. "Maturidade é dever, não querer" poderia ser o lema perfeito de uma geração inteira que precisa redescobrir que liberdade e responsabilidade caminham lado a lado. Já "Chora, mas chora andando" traz, com leveza e simplicidade, a sabedoria de que a vida não para enquanto nos recuperamos das nossas dores.

Talvez o maior valor deste livro esteja justamente na capacidade que Edson tem de tocar as nossas feridas com sensibilidade e acolhimento. Ao falar sobre morar com os pais, lidar com dinheiro, aprender a liderar equipes ou cuidar dos relacionamentos, ele não oferece fórmulas mágicas nem soluções prontas, mas deixa algo muito mais valioso: reflexões capazes de acompanhar o leitor muito além da última página. E capítulos como "Tudo que não te mata faz mal para sua saúde mental" são especialmente importantes, porque nos alertam sobre os perigos da falsa ideia de que precisamos aguentar tudo em silêncio e sempre sair mais fortes.

Edson escreve de um jeito simples, direto e muitas vezes confessional. Ele não tem medo de expor suas próprias fragilidades. O que mais me comoveu ao ler este livro foi perceber a delicadeza escondida por trás de cada provocação. Quando ele escreve "Seja gentil consigo mesmo", fica claro seu verdadeiro propósito: não quer transformar ninguém em máquinas produtivas e frias, mas sim ajudar as pessoas a se tornarem mais conscientes, acolhedoras consigo mesmas e, assim, capazes de viver uma vida mais autêntica.

Quando fechei estas páginas, não me senti apenas informado ou mais sábio. Eu me senti compreendido, acolhido e, ao mesmo tempo, desafiado a assumir mais responsabilidade pela minha própria história. Foi como se alguém tivesse finalmente colocado em palavras aquilo que, por muito tempo, eu nem sabia como expressar.

Este é o tipo de livro que deveria ser entregue a cada jovem aos vinte anos, com a mesma importância que damos a uma chave da casa nova, a um diploma ou a um abraço de despedida dos pais. Porque amadurecer é exatamente isto: descobrir como viver com menos ilusão e mais sinceridade.

Agora, convido você a abrir estas páginas com atenção, coração aberto e coragem. Que este livro seja um companheiro valioso no seu caminho.

Boa leitura, e acima de tudo, boa jornada!

Introdução

Ao longo dos meus quinze anos de trabalho criando conteúdo para a internet, já fui chamado de muitas coisas. Melhor amigo, irmão mais velho, pai... Porém, quando comecei a escrever para o site *Manual do Homem Moderno*, a ideia era apenas criar o conteúdo que gostaria de consumir e não encontrava em lugar nenhum.

Tinha acabado de chegar à vida adulta. Estava com um emprego novo, ganhando bem pela primeira vez na vida e com um mundo de possibilidades pela minha frente. Porém, me faltava conhecimento. Não sabia como me vestir, em que lugares ir, como me comportar com amigos, colegas de trabalho, chefe... faltava muito referencial e, apesar de ter tido meu pai em casa ao longo da vida, ele não foi presente durante muitos anos. Não o culpo.

Meu pai, filho de uma empregada doméstica que havia mudado do interior da Paraíba para São Paulo, não teve pai. Quer dizer, teve, mas ele não assumiu. Desde cedo, meu pai assumiu o papel de homem da casa e trabalhou para pagar contas. Quando se casou com minha mãe, juntou mais uma casa para sustentar com o salário de office boy que ganhava na época. E que correria foi a vida dele: lembro de ele conseguir cursar uma faculdade no período da noite quando eu tinha cinco anos, o que o ajudou a ter uma promoção na empresa e começar a construir uma carreira. As coisas só foram melhorar financeiramente quando eu era adolescente.

Do lado de minha mãe, trabalhar também sempre foi uma grande prioridade. Professora pública, ela começou a dar aulas desde cedo, fazendo com que minha criação fosse compartilhada com meus avós e tios, com quem ficava enquanto meus pais trabalhavam. Desde cedo, acostumei-me a ver meus pais focados em passar a semana trabalhando para pagar as contas de casa e, mortos de cansaço no final de semana, tentando dar conta das tarefas domésticas que tinham que fazer. Ambos fizeram o melhor que podiam, e tenho muito respeito pelo sacrifício para pagar as contas da casa, mas muita coisa ficou de fora da minha criação e essas referências me fizeram muita falta.

Quando iniciei meu trabalho criando conteúdo para o público masculino, a ideia era um pouco esta: pegar todas as dicas que eu queria ter tido, mas ninguém nunca me deu. Resumir todas as conversas com outros amigos da mesma idade que estavam perdidos na vida, buscando alguma orientação.

Comecei com dicas de moda, dicas de onde sair para beber e comer, o que fazer no encontro... dicas básicas de *lifestyle*. Conforme fui escrevendo mais, fazendo vídeos e posts para as redes sociais, fui percebendo que uma relação de intimidade era criada com quem acompanhava o meu trabalho. Os temas das perguntas que chegavam eram cada vez mais sérios: como lidar com problemas de saúde mental, como superar um término, como lidar com a dor de perda de um pai, como superar um vício.

Conforme ia criando conteúdo baseado no que eu e meus amigos estávamos aprendendo da vida, fui aos poucos atingindo novos públicos. De pessoas mais velhas e solitárias que nunca tiveram com quem conversar sobre suas dores e sentimentos até jovens que buscavam algum referencial na adolescência e alguém para tirar suas dúvidas sem medo de ser julgado.

Talvez a minha maior lição sobre o público masculino seja que ele é ensinado desde cedo que deve ser forte e nunca falar sobre dores ou sentimentos. Suas dúvidas estão lá, mas ele nunca se abrirá com um amigo ou familiar, com medo de julgamentos ou de virar piada.

Um homem prefere morrer com sua dor do que se abrir para o melhor amigo e virar piada. Porém, na internet, ele poderia se aproveitar do anonimato para abrir seus sentimentos sem medo de ser julgado por conhecidos. Um estranho trazia mais confiança do que uma pessoa com quem ele dividia a vida.

Em minha apresentação para o TEDx[1*], falei sobre como muitas pessoas, adultos e crianças, buscam estranhos na internet — eu incluso — para ajudar em seus anseios, dúvidas e dores. A carência de conteúdo para jovens não era só minha, era uma dor coletiva e a falta de uma boa referência em casa pode explicar por que tantos homens procuram aconselhamento na internet.

O Brasil é um dos países líderes em abandono paterno no mundo. Uma pesquisa do Instituto Brasileiro de Economia da Fundação Getúlio Vargas[2] revelou que, no Brasil, 11 milhões de mulheres criam sozinhas os filhos. Esse é o caso em que o pai faz o filho e some, como foi com o pai do meu pai.

Tem também o caso de quando o pai assume o filho, está em casa, mas não está presente na vida da criança, que cresce sem ter com quem tirar dúvidas sobre a vida, o universo e tudo mais, como foi o meu caso com meu pai. O pai pode até estar presente, mas a distância emocional é tão grande que não existe espaço para uma troca genuína. Um lado fala, o outro finge que ouve.

Assim, somos arremessados da adolescência nas dinâmicas da vida adulta em que todos já jogam no nível *hard*, sendo que até ontem a gente comia terra no parquinho. Chegamos com alguns achismos, poucas certezas e, dependendo do núcleo familiar, quase nenhum amparo. Não é justo, e você aprende isso da pior maneira possível.

Lembro da primeira vez que sentei em uma mesa de café da manhã com a família de uma ex-namorada minha. Vi um pai, mãe e filha tomarem café, falarem sobre a semana, o novo filme da Netflix, fofoca de vizinhos... "Mas isso não é coisa só de comercial de margarina?", pensei enquanto invejava a qualidade daquela relação.

---

* As notas de rodapé estão reunidas em um link QR Code no fim do livro.

Mais tarde, vi meu ex-sogro aconselhando profissionalmente minha antiga parceira. O que fazer no currículo, como resolver um problema no escritório, e pensei: "Como posso concorrer com isso?". Em quantas casas existe uma real preocupação em preparar o filho para uma vida competitiva? Em muitas, a comida está sobre a mesa e o teto está sobre a cabeça. O direcional é: estude, tire boas notas, faça uma boa faculdade e consiga um emprego que te remunere bem por todo esse esforço feito ao longo do caminho. Como se a vida adulta fosse autoexplicativa. No papel parece fácil, mas sabemos que não é. Como explicar a um jovem as muitas microdinâmicas que surgirão no caminho?

O objetivo deste livro é este: listar quais dinâmicas da vida adulta a gente deveria aprender desde casa, mas não aprende. Um guia básico para "adultar". Separei algumas dicas e conselhos básicos que acredito serem essenciais para uma vida adulta com menos frustrações. De gestão financeira, passando por morar sozinho e até como lidar com uma relação.

A ideia é oferecer uma visão pragmática e minimamente lógica do que o mundo espera que a gente aprenda na porrada.

Alguns dos conselhos vieram de experiências pessoais. Outras das centenas de conversas que tive em entrevistas e podcasts com alguns dos maiores especialistas em suas áreas. Tentei resumir de uma maneira prática e bem objetiva o que algumas pessoas demoram anos para aprender.

Esse é o trabalho de base que deveria vir de casa, mas, em um país tão miserável como o que vivemos, muitas vezes o pai e a mãe só estão preocupados em pagar as contas do lar para atender aos anseios do filho ao crescer. A culpa nem sempre é dos seus pais: muitos deles não tiveram amparo também e tiveram que encarar a vida de peito aberto. Mas estou aqui estendendo a mão para você.

Você não está mais sozinho. Pode me chamar de amigo, irmão mais velho, pai... não importa. Vamos entender juntos o que sua vida adulta precisa para ser mais funcional e gerar menos sofrimento.

Torço também para juntos quebrarmos a roda que vem desde os nossos pais. Que todos os ensinamentos que não recebemos sejam passados para os nossos filhos e os mais jovens. Que a entrada na vida adulta seja mais amparada — o que não quer dizer mimada — com mais conselhos e orientação, e menos julgamento.

Vivemos numa época em que não podemos nos dar mais ao luxo de não ter um plano. Não dá mais para entrar numa faculdade e ver onde as coisas vão dar. O dinheiro gasto no curso pode fazer falta no futuro. Não dá para entrar em um emprego e ficar lá por cinco, dez anos. Se não tiver progressão na carreira, pode estar jogando seu tempo no lixo e indo contra os seus sonhos. Se a promoção e o aumento não vêm, melhor ir buscar em outro lugar. A vida adulta nos dias de hoje exige um planejamento muito maior do que nossos pais e avós jamais tiveram. A estabilidade de fazer carreira em uma empresa não existe mais, o sonho da casa própria se torna cada dia mais impossível e garantias que pareciam vir com um diploma se tornaram incertezas.

Ou se tem um plano, ou pode-se acabar endividado, sem trabalho e sem perspectiva de futuro. Ou você tem um plano, ou você não tem nada.

Nunca foi tão difícil "adultar"

Eu não abro mão. Nem por você, nem por ninguém. Eu me desfaço dos meus planos. Quero saber bem mais que os meus 20 e poucos anos.

— Fábio Jr.

Seus pais estão certos: no tempo deles, tudo era melhor. A começar por certas promessas que pareciam ser mais simples de serem cumpridas no passado do que hoje em dia.

Ao chegar perto do fim do ensino médio, é comum um jovem receber uma promessa em forma de aconselhamento: "Meu filho, estude e trabalhe bastante que as coisas se resolverão. Vai encontrar um emprego bom, fazer carreira na empresa e ganhar seu soldo ao fim do mês. Vai encontrar uma pessoa bacana para se casar. Juntos vão comprar uma bela casa, ter filhos e ser felizes".

Ao se formar, um jovem é obrigado a encarar uma realidade em que o ensino superior não é mais garantia de emprego. Algumas pesquisas[3] apontam que apenas uma em cada quatro pessoas formadas na faculdade encontra emprego na sua área de formação. Em alguns cursos, como relações internacionais, a taxa de pessoas que trabalham fora da área de formação chega a 50%. Outros, como jornalismo e biologia, chegam a 40%.

Com a proliferação de faculdades no Brasil, saltamos de milhares de profissionais para dezenas de milhares se formando todos os anos. Poucos são os mercados com capacidade de alocar tantos profissionais em busca de um emprego. Os empregos informais — motorista de aplicativo, entregador de delivery e outros bicos — se tornaram a única fonte de renda de muitos recém-formados que não acharam seu espaço no mercado de trabalho. Ou seja, formar-se na faculdade não traz mais nenhuma garantia.

Nas grandes cidades — isso não se restringe apenas ao Brasil, é um fenômeno mundial — houve um aumento generalizado no preço dos imóveis.

Obrigado, especulação imobiliária. A disputa por espaço nas grandes cidades fez com que o metro quadrado aumentasse de preço, e o poder aquisitivo das famílias também diminuiu, ao passo que as taxas de juros subiram, tornando cada vez mais difícil o acesso ao financiamento imobiliário. Se uma pessoa não tem dinheiro de sobra, sequer conseguirá pagar a entrada em um imóvel, quanto mais parcelar em 40 anos.

Se os seus pais conseguiram comprar uma casa própria trocando uma galinha e um saco de arroz por um terreno no Cambuci, hoje, é necessária uma dívida de no mínimo cinco dígitos para conseguir financiar um apartamento de 40 metros quadrados no bairro mais afastado do centro. Não é difícil entender por que cada vez mais estamos demorando para sair da casa de nossos pais. O comportamento já ganhou nome: geração canguru.

De acordo com dados do Kantar IBOPE Media[4], o número de pessoas entre 25 e 34 anos que não saiu de casa aumentou 137% entre 2012 e 2022. Estima-se que esse número esteja ainda maior pós-pandemia.

Se na década de 1990 um marmanjo barbado de 30 anos morando com os pais era visto como um sinônimo de fracasso pessoal, hoje, tem se tornado algo cada vez mais normalizado. E a tendência é ser ainda mais comum nos próximos anos. Essa valorização nos imóveis gera uma dificuldade de adquirir a tão sonhada casa própria e um sentimento de frustração geracional imenso, afinal, "aí eu não consigo sequer sair da casa dos meus pais, será que eu posso me considerar um adulto?".

Talvez as próximas gerações cresçam acostumadas a adultos na faixa dos trinta ainda compartilhando um teto com pai e mãe, mas aqueles que cresceram tendo como ideia sair da escola, conseguir um trabalho e ir morar sozinho, o sentimento é de desolação. Uma castração do sentimento do que deveria ser um adulto funcional. Como se estivesse falhando em "adultar".

Estamos vivendo profundas mudanças nas dinâmicas de emprego também. Segundo dados do Ministério do Trabalho[5], um trabalhador brasileiro fica em média dois anos no mesmo trabalho. A diferença geracional é tão grande que, para trabalhadores entre 18 e 24 anos, a permanência é de nove meses e, para aqueles com mais de 65 anos, a permanência é de mais de nove anos.

Se antes um profissional podia ambicionar ficar anos dentro de uma empresa até sua aposentadoria, hoje, chega até a ser surpreendente alguém que passe mais de cinco anos no mesmo emprego. Estabilidade profissional já não é mais tão comum como antigamente. Essa insegurança profissional acarreta uma série de mudanças de hábitos também.

Se não tenho certeza de que terei meu emprego amanhã, por que me comprometer com um financiamento de longo prazo? Como assumir a responsabilidade de um aluguel de um imóvel se posso contar com a segurança de morar com meus pais? E uma transformação mais essencial na formação de núcleos familiares: como posso pensar em casar e ter filhos se nem ao menos consigo me manter financeiramente?

Segundo a pesquisa "Millennial & Gen Z Survey 2023", uma pesquisa global feita pela empresa de contabilidade Deloitte, o alto custo de vida é a principal preocupação social da geração Z (nascida no final dos anos 1990) e dos millennials, sendo seguida pelo desemprego.[6] Podemos completar o cenário adicionando o fato de que as novas gerações começam a ver de perto os efeitos das mudanças climáticas no mundo e o negativismo parece o caminho mais lógico a se seguir. "Por que me preocupar se o mundo está prestes a acabar?"

Não ajuda também o sentimento de culpa que vem com a incessante cobrança dos mais velhos sobre os mais jovens. "Na sua idade, eu já tinha uma casa, dois carros e três filhos." Como se o sentimento da impotência não fosse bastante, precisamos adicionar a camada de culpa na equação. Mas a quem ela pertence? Não nos esforçamos o suficiente? As empresas estão explorando seus funcionários mais do que antes? O mercado imobiliário é o vilão? Ou o governo que nos deixou desamparados?

Não conseguiria elucidar todas essas perguntas, mas posso afirmar com toda tranquilidade do mundo: nenhuma promessa que lhe foi feita será cumprida.

Sua ajuda não cairá do céu e — a menos que tenha nascido herdeiro de uma abastada família — você terá que trabalhar muito para conseguir o que quer. Os tempos atuais exigem isso. Um olhar mais pragmático diante de problemas factuais em busca de uma resolução.

Essa é uma das poucas maneiras de se proteger em um mundo que parece estar constantemente em movimento para nos derrubar e encher de porrada no chão. Acha que bullying na escola era ruim? Bem, na vida adulta, bancos, chefes, amores mal-intencionados, golpistas, entre outros, vão fazer de tudo para tornar nossa vida um inferno e não tem nenhuma professora para reclamar.

Quanto antes um adulto entender como olhar com menos romantismo, deixando o lado emocional de lado e encarando números e fatos, mais rápido ele aprenderá a lidar com seu dinheiro, decisões de carreira e até mesmo questões de moradia. Não espere o melhor, o melhor não veio. O que sobrou para a gente é encarar com sobriedade o mundo que nos foi dado.

Esqueça o mundo ideal. Ele não existe. Talvez, em algum lugar do passado, se matar de estudar renderia o ingresso em uma boa faculdade que lhe colocaria em um bom emprego para sustentar sua bela família em um lindo imóvel no lado mais caro da cidade. Mas o plano das ideias não corresponde mais à materialidade dos fatos. Nos tempos dos seus pais, as coisas podem ter sido melhores, mas ficar sonhando em como seria ter vivido aquela época ou ficar chorando pelos cantos não fará a sua vida mais fácil, apenas a deixará mais frustrante ainda.

Somos a geração que falhou em "adultar". Somos resultado de inúmeras crises, planos de governos que não deram resultados e promessas que nunca foram concretizadas. A mão invisível do mercado não regulou nada a nosso favor, apenas estapeou a nossa cara sem sequer fazer um carinho antes.

Ou a gente toma as rédeas da situação em busca de conquistar um mínimo de dignidade em nossa vida, ou ficaremos sentados para sempre esperando que cumpram um acordo que nunca foi assinado. Se existe solução, eu não sei, mas sei que não contaria com alguém para resolver os meus problemas por mim.

Por que você está falhando em adultar?

A maturidade é alcançada quando uma pessoa adia prazeres imediatos em função de valores de longo prazo.

— Joshua L. Liebman

Além dos fatores econômicos que dificultam a transição de um jovem para a vida adulta por conta das dificuldades de encontrar uma liberdade financeira, as novas gerações têm vivido um fenômeno novo: o prolongamento da adolescência.

Um estudo da Universidade Estadual de San Diego[7] analisou a velocidade de amadurecimento de jovens. Foram analisados dados de diversos levantamentos sobre o comportamento de adolescentes em um intervalo de quase 40 anos. Para avaliar a velocidade de amadurecimento, os pesquisadores avaliaram seis comportamentos associados à vida adulta: trabalhar por dinheiro; tirar e usar a carteira de motorista; sair sem a supervisão dos pais; ir a um encontro romântico; ingerir álcool; e fazer sexo. Em todos os critérios, foi demonstrado um atraso de quase três anos em relação a outras gerações.

Ao redor do mundo, diversos pesquisadores têm observado e estudado o fenômeno de "prolongamento" da adolescência. Entre os fatores mais apontados está a questão da superproteção por parte de muitos pais. Em muitos países, o tamanho das famílias vem diminuindo, fazendo com que o número de filhos diminua cada vez mais. Some isso ao aumento da sensação de medo do crime, sequestros de menores ou abusos que foram ampliados pelas redes sociais. Esses fatores unidos fazem com que os pais queiram manter os filhos cada vez mais dentro de casa para protegê-los.

O jovem saindo de sua infância precisa lidar com um mundo cada vez mais complexo, sem regras definidas ou segurança oferecida, com uma presença menor dos pais no seu dia a dia para oferecer qualquer tipo de suporte. Neste cenário, para muitos jovens, é mais fácil prolongar a adolescência o máximo possível para evitar ter que encarar a vida adulta.

Mesmo cronologicamente adulto, o indivíduo escolhe manter a sua dependência da família, que o manterá protegido financeiramente e afetivamente dos perigos do mundo lá fora. Esse conceito pode chocar alguns, mas a própria adolescência é um conceito relativamente novo.

Durante a maior parte da história da humanidade, a adolescência não existia. As crianças eram arremessadas diretamente para a vida adulta após a sua puberdade, assumindo responsabilidades como trabalhar, casar, cuidar da família e até mesmo postos de batalha na guerra. Em sociedades antigas e em povos indígenas, os adultos deixam a infância através de rituais de passagem no final de sua puberdade, marcando oficialmente a morte da infância.

Foi durante a Revolução Industrial, com o crescimento dos grandes polos urbanos, alavancado por mudanças econômicas e sociais, que começou a surgir uma diferença mais clara das responsabilidades das crianças, adolescentes e dos adultos.

A extensão do tempo de estudo a fim de criar uma mão de obra mais qualificada e o adiamento da entrada no mercado de trabalho foram propícios para criar oficialmente a fase intermediária entre a infância e a vida adulta. O pós-Segunda Guerra Mundial acabou sacramentando a adolescência com o surgimento da cultura jovem nos países ocidentais nas décadas de 1950 e 1960. Foi nessa época que veio um forte crescimento da cultura de consumo voltada para esse grupo demográfico, com surgimento de músicas, filmes e roupas pensadas em um jovem que ainda não estava na vida adulta, mas não era mais criança. Elvis Presley, Beatles, James Dean, Jovem Guarda, jaquetas de couro e brilhantina no cabelo. Todos esses foram essenciais para tornar a adolescência não só parte das relações humanas, mas um pilar do capitalismo, gerando bastante dinheiro para o mercado.

Como podemos ver, a adolescência é um conceito relativamente recente e tem evoluído conforme as transformações da sociedade. Atualmente, segundo a OMS, ela é definida como o período entre a infância e a idade adulta, geralmente dos 10 aos 19 anos. Porém, com a expectativa de vida aumentando cada vez mais, alguns especialistas indicam que esse período transitório da vida pode estar sendo esticado em até cinco anos, dependendo do lar em que a pessoa cresceu.

Essa postergação da entrada na vida adulta como maneira de se proteger contra as preocupações dela preocupa, porque acaba atrasando o desenvolvimento de diversos aspectos sociais e psicológicos que um adulto funcional apenas terá quando precisar encarar o mundo. Nunca vou esquecer uma matéria sobre uma importante faculdade de São Paulo, em que os pais dos alunos estavam indo reclamar com os professores sobre notas. Não é à toa que um jovem, quando precisa se deparar com problemas da vida adulta, se sinta atrasado pessoal, social e emocionalmente.

Esse atraso na vida adulta acaba desenvolvendo sérias dificuldades na construção de uma autonomia, já que parte vital da vida adulta é lidar com habilidades importantes como gestão financeira, tomada de decisões e lidar com problemas.

Adiando todos esses conflitos, não geramos proteção, mas sim uma incapacitação. Quanto menos preparado para o mundo um jovem adulto é, mais frustrante será para ele ter que lidar com situações de estresse ou conflito que são recorrentes ao longo de uma vida. Sem contar o sentimento de atraso em relação aos seus pares, que parecem estar mais bem-sucedidos em diversos aspectos da vida. Este é um golpe perigoso em nossa saúde mental, que pode piorar casos de ansiedade, depressão ou sentimentos de inadequação.

Ao tentar se proteger demais dos riscos da vida, também nos colocamos em risco não estando prontos para lidar com ela, como naqueles casos de animais que são criados em zoológicos e não podem ser colocados na selva porque não têm a habilidade de sobreviver sozinhos. A triste notícia é que, ao contrário de um simpático chimpanzé, quem não é herdeiro, uma hora ou outra, será arremessado na vida adulta. Com ou sem proteção.

O ponto aqui é a inexorabilidade da vida adulta. Por mais que se agarre no colo do papai e da mamãe, por mais que eles te apertem o mais forte possível, hora ou outra as responsabilidades vão te arrastar pelos pés e você terá que encarar de peito aberto o mundo lá fora. Pode ser pego de surpresa — desprevenido, despreparado e completamente indefeso — ou pronto para a dura batalha de ser adulto.

Maturidade é dever, não querer

A maturidade me permite olhar com menos ilusões, aceitar com menos sofrimento, entender com mais tranquilidade, querer com mais doçura.

— Lya Luft

Esqueça o que está no RG. A idade não faz uma pessoa funcional para se viver em sociedade. Ser um adulto — funcional — é o equilíbrio do que se deve fazer frente a tudo aquilo que gostaria de estar fazendo. E, convenhamos, na grande maioria das vezes, o que a gente realmente quer fazer é algo que vai atrapalhar bastante aquilo que deveria ser feito.

Se tivesse que criar uma fórmula sobre o que é a vida adulta, ela seria algo como: maturidade é o resultado da soma das consequências de tudo aquilo que faz ou deixa de fazer.

Resumindo, seus hábitos — ou a falta deles — definiram o estilo de vida que viverá e o que colherá ao longo de sua maturidade. Vamos nos aprofundar mais nisso, entendendo o que difere um adulto de uma criança.

Não vou me estender em mudanças óbvias como porte físico, estatura, força e tudo mais. Todos esses são efeitos da puberdade e não agem diretamente no nosso comportamento. O que nos interessa sim é o desenvolvimento do córtex pré-frontal, responsável por diversos mecanismos psicológicos e emocionais que separam um adulto de um neném.

Vamos imaginar agora uma criança. Sua mãe precisou dar um pulo no shopping de última hora para comprar algo de que necessitava em casa e, não tendo com quem deixar o pequeno, decidiu levar o filho. Aquela passadinha rápida. Chegou, saiu do carro, pegou o que tinha que pegar e saiu — de preferência ainda no limite de tolerância do estacionamento. Até que eles passam na frente de uma loja de doces.

Tudo naquele quiosque foi feito para chamar a atenção da criança. Cores, cheiros, sons, até mesmo a altura da prateleira foi feita para estar mais próxima dos pequenos do que dos adultos. A armadilha perfeita para gerar o encanto imediato em quem ainda está desenvolvendo o paladar. Ursinhos, minhoquinhas, frutinhas, dentaduras de vampiros, todas feitas de gelatina e muito, muito açúcar. Todo esse açúcar gera reações de dopamina e satisfação no nosso cérebro. Todo aquele açúcar que faz mal para nosso sistema circulatório. Todo aquele açúcar que vai fazer com que suas cáries forneçam um bom lucro para o seu dentista na sua próxima consulta.

Não importa o alerta, a criança ainda não tem o sistema necessário para entender as consequências de médio a longo prazo. Não importa o risco, ela quer esse doce agora. Essa criança automaticamente é fisgada pelo desejo por aquele doce e pede para sua mãe que, sendo uma adulta — funcional — e sua responsável, sabe que não é o momento de comprar aquilo. A criança ainda vai jantar e ela sabe que não é saudável consumir doses tão altas de açúcar. Prontamente, a mãe lança o famoso bordão: "Na volta, a gente compra" e o show começa.

A criança chora, faz birra, se joga no chão e inicia todo um espetáculo que vai chamar a atenção de todas aquelas pessoas que passam pelo shopping e não parece ser dessa vez que o "na volta a gente compra" vai apaziguar a situação.

Já um adulto tem a capacidade de ter pensamentos abstratos, menos "preto no branco". Com um desenvolvimento maior do seu autocontrole, ele é capaz de tomar decisões complexas ponderando as consequências de seus atos. A maturidade emocional deve fornecer a uma pessoa a habilidade de lidar com frustração e manter a paciência, equilibrando suas emoções em situações que nem sempre são agradáveis.

A criança, ao ser dominada por seus desejos imediatos, age instintivamente, sem considerar as consequências ou entender os limites impostos.

Esse comportamento reflete a imaturidade do seu sistema emocional e cognitivo, que ainda está em desenvolvimento. Por outro lado, espera-se que o adulto, como a mãe na história, seja capaz de pensar de forma mais ampla, priorizando a saúde e o bem-estar da criança, mesmo que isso implique dizer "não" e lidar com a reação exagerada. Essa capacidade de lidar com conflitos e resistir ao impulso de ceder ao desejo do momento é uma característica de um adulto funcional.

Na psicologia cognitiva comportamental, existe um conceito chamado "ciclo de manutenção da dor", que explica como lidamos com pensamentos negativos ao longo do dia. Esse ciclo muitas vezes nos aprisiona em padrões de comportamento que parecem nos trazer alívio no curto prazo, mas acabam perpetuando desconfortos a longo prazo.

Por exemplo, imagine uma pessoa que mora sozinha e, ao longo do dia, pensa que precisa limpar a casa: "A casa está suja, precisa de manutenção, precisa ser arrumada". Porém, em vez de agir, ela reage com pensamentos como: "Ah, depois eu limpo". Isso vai dar muito trabalho, vou ficar cansado, melhor deixar para depois". Esse comportamento gera uma vantagem momentânea: ela evita o cansaço imediato da limpeza. Mas, em seguida, enfrenta a desvantagem: a casa continua uma bagunça, o que gera ainda mais desconforto.

Esse padrão faz com que o pensamento inicial retorne: "Preciso limpar a casa". Mas, ao repetir a mesma resposta — procrastinar ou evitar —, a pessoa permanece presa no ciclo. O comportamento ideal — agir sobre o pensamento — é constantemente adiado em busca de um alívio momentâneo.

O ciclo de manutenção da dor ocorre porque buscamos vantagens imediatas, ignorando as consequências a longo prazo. Essas escolhas nos mantêm em um estado de estagnação e, muitas vezes, de frustração. Evitar uma tarefa incômoda hoje pode parecer confortável, mas, ao longo do tempo, acumulamos o peso emocional e prático do que deixamos de fazer.

A parte desafiadora da vida adulta é justamente esta: muitas coisas que precisamos fazer não são divertidas, mas são necessárias. Maturidade é entender que nem tudo o que queremos evitar é opcional. Muitas vezes, o que precisa ser feito simplesmente tem que ser feito, independentemente de ser agradável ou não.

Um passo essencial para sair desse ciclo é desenvolver a habilidade de reconhecer os padrões que perpetuam nossos comportamentos indesejados. Pergunte-se: "Quais pensamentos me levam a evitar uma tarefa ou situação?", "Que vantagens momentâneas eu ganho ao evitar agir?" e "Quais são as consequências de longo prazo dessa escolha?".

Nos últimos anos, muito se tem falado sobre como a qualidade de sono ajuda a manter uma boa saúde mental e ter mais qualidade de vida, mas quantas vezes não trocamos ir para a cama cedo por assistir a mais um episódio da série? Quantas vezes você não precisava estar trabalhando, mas ficou preso por horas assistindo vídeos curtos em uma rede social? Precisava estudar para aquele concurso público que pode te dar um pouco mais de segurança e estabilidade na vida, mas trocou isso para ir ao bar com os amigos repetidos finais de semana seguidos?

Você pode escolher ser um adulto na idade que consta no seu RG ou um adulto — maduro — que entende o que precisa ser feito. Como diz a primeira carta aos Coríntios, capítulo 6, versículo 12: "Tudo me é lícito, mas nem tudo me convém".

Sua maturidade será definida na maneira como lida com suas responsabilidades ao passo que ainda encontra tempo para se dedicar a alguns prazeres. Algo que me ajuda muito é bloquear espaços de tempo em minha agenda. Veja, videogames são meu doce de infância.

Cresci jogando uma sequência após a outra de Final Fantasy, tentando entender a *lore* de *Legend of Zelda* e sempre curioso para saber em qual novo esporte o Mario se aventuraria. Gosto de videogames e, se deixar, passo uma quantidade de horas absurda na frente do meu PlayStation sem sequer ver o tempo passar. Sei disso porque já fiz isso algumas vezes.

Foram noites sem dormir, sentado com o controle na mão. Porém, quando iniciei meu próprio negócio e comecei a trabalhar em home office, me dei conta: se eu vacilasse, gastaria todo o tempo que deveria passar trabalhando jogando videogame. Por isso, aprendi a bloquear minha agenda em espaços de tempo.

Separei no meu dia de meia a uma hora para jogar meu videogame. Da mesma maneira, separo na agenda meu horário para exercícios, cuidar do meu cachorro, da casa e trabalhar. Tudo bloqueado no meu aplicativo de agenda para ter a certeza de que eu faça o que precisa ser feito.

Óbvio que alguns dias serão mais puxados que outros, e videogames — infelizmente — não serão a prioridade, mas também garanto que, uma ou duas vezes por ano, quando sai algum jogo especial, separo um tempo na minha agenda para poder jogá-lo sem nenhum tipo de perturbação. O equilíbrio é sempre a solução.

Não considero imaturo quem tem uma paixão por filmes, séries, jogos, quadrinhos, colecionismos ou futebol. Não é um ou outro hobby que te faz mais maduro, mas sim a maneira como você lida com eles. Quantas pessoas deixam de lado as responsabilidades por conta de futebol, um gosto pessoal considerado mais "maduro" pela sociedade? Mesmo fazendo algo tipo como mais maduro, acabam tomando uma atitude imatura e deixando de lado suas prioridades.

A maturidade vem com a capacidade de ter um pensamento de médio e longo prazo. Em determinado momento da sua vida adulta, entende — ou pelo menos deveria — que alguns castigos da infância acabam se tornando metas de vida. Comer mais vegetais, dormir na hora certa, limpar a casa... tudo aquilo que sua mãe te obrigaria a fazer se torna aquilo que você torce para conseguir fazer à risca porque as consequências boas de comportamentos bons também deixam sua vida mais fácil, apesar de não serem tão perceptíveis.

Muitas coisas ruins da vida não acontecem do nada, acontecem porque fizemos ou deixamos de fazer algo. Na vida adulta, as consequências vêm. Talvez na semana que vem, com uma demissão por ter feito merda no trabalho, ou em vinte anos na forma de diabetes por conta da sua compulsão por doces.

Tente, mas não conseguirá se livrar das consequências das suas atitudes e não, sua mãe não estará lá para ir comprar a cartolina para você no meio da noite. Ser adulto é lidar com problemas que muitas vezes você criou e ninguém irá ajudar.

Serei muito claro: muitas das coisas que terá que fazer serão irritantes, chatas e nada divertidas. É mesmo. "O que ganho com isso?" Nada. E nada é bom. Nada é melhor do que lidar com problemas. A recompensa será não ter uma dor de cabeça por conta das consequências de não ter feito aquilo que precisa ser feito.

Coma o doce ou não coma o doce. Quem lida com as consequências é você.

Chora, mas chora andando

Você tem poder sobre sua mente, não sobre eventos externos. Perceba isso e encontrará força.

— Marco Aurélio

Minha mãe sempre foi uma pessoa muito simples e direta. Talvez seja a criação com uma família tradicional espanhola. Ou talvez o fato de que, desde muito cedo, ela trabalhou dando aula para crianças no primário na escola pública, o que exigia um misto de rigidez com praticidade para evitar que a sala de aula virasse um caos.

Independente de qual das hipóteses seja a correta, isso se refletiu na maneira muito direta como ela sempre tratou a minha criação. Sem tempo para muitos floreios. Um pouco de diálogo teria ajudado, mas essa praticidade também me poupou muito tempo perdido com frustrações da vida por conta de uma grande lição que aprendi desde cedo: chora, mas chora andando.

Um pouco de contexto.

Dinheiro sempre foi uma questão mal resolvida na minha casa, principalmente durante minha infância. Meu pai era um office boy que buscava ascender fazendo uma faculdade de marketing, e minha mãe era professora pública nos primeiros anos de carreira. Não faltava nada, mas também estava longe de sobrar. A vida típica da classe média baixa brasileira.

Porém, como toda criança, eu tinha dificuldade de compreender o quadro financeiro em que estava inserido, principalmente quando passeava por um shopping e dava de cara com os novos bonecos de Power Rangers. Não era incomum eu pedir insistentemente algo para minha mãe e ela me responder com um sonoro "não", o qual eu — sem ferramentas de inteligência emocional ainda — só poderia devolver fazendo birra e chorando.

Frente a essa situação, minha mãe tinha o hábito de responder falando: "Quer chorar? Chora, mas chora andando que precisamos pegar a lotação para chegar em casa".

Apesar de traumatizante, esse virou um lema na minha vida. Não importa quão ruim uma situação esteja, prefiro chorar andando do que ficar parado esperando que alguém venha me presentear com uma solução para meus problemas.

Não quero em momento algum invalidar o sofrimento psicológico de alguém. Todos nós temos nossos demônios e alguns deles só serão exorcizados com ajuda de um especialista da área da saúde mental, mas uma coisa que aprendi na terapia — e que impressionantemente corrobora a frase de minha mãe — é que apenas eu tenho a agência para tomar atitudes em minha vida.

Talvez, encarando uma determinada situação, precise de um tempo a mais que os outros para começar a agir, mas ficar parado esperando pena do mundo não vai trazer muitas soluções. E aqui está outra parte triste. As pessoas podem ter até pena, mas não terão respeito e — tirando alguns poucos amigos bons de sua rede de apoio — não estarão dispostas a resolver um problema seu por você.

A única garantia que terá de que seus problemas podem ser resolvidos é ter a autossuficiência e a resiliência de lidar com suas dores para resolver seus problemas antes que tenha que bancar as consequências deles.

Longe de mim pregar algum mandamento de macho alfa de que homem não pode chorar ou algo do tipo. Eu choro. Bastante até. Mas, com o tempo, a maturidade te ensina a diferenciar o que é um aliado do que é uma pessoa que está lá apenas para testemunhar o sofrimento alheio tal qual algumas pessoas param para ver um acidente de carro na estrada. Não é sobre sua dor, é sobre a curiosidade.

A genialidade no conselho de minha mãe está no entendimento de que chorar é algo perfeitamente aceitável. Uma resposta emocional esperada para uma negativa.

O que não é aceitável é perdemos o transporte para casa que atrapalha o dia dela e o meu também. É o entendimento de que, como seres emocionais, temos respostas emocionais para situações estressantes do dia a dia, porém, como adultos funcionais, temos compromissos a serem cumpridos para que nossa vida aconteça. Para que as contas sejam pagas e tenhamos um teto para morar e uma geladeira com comida para comer.

Entenda, continuar andando não é sublimar seus sentimentos. Como adultos funcionais, temos que criar os mecanismos para lidar com a rejeição, com o medo, com a perda... Uma criança que chora no parquinho porque caiu e ralou o joelho pode até contar com o pai ou mãe para pegá-la no colo, dar um beijinho e jurar que tudo vai ficar bem. Na vida adulta, terá que lidar com os ralados do joelho construindo seu próprio acervo de habilidades de enfrentamento.

É importante aprender a desenvolver suas maneiras e técnicas de lidar frente a situações estressantes e desafiadoras. A primeira delas, e talvez a mais importante, é saber analisar uma situação tentando não ser dominado por seus sentimentos. Imagine que a casa está pegando fogo. Ficar gritando no quarto não vai ajudar. É preciso entender qual é a saída mais próxima, se dá tempo de levar algum pertence importante consigo e como vai ligar para os bombeiros. É a busca ativa de soluções para um problema que vai além de se desesperar.

Nossa primeira resposta a uma situação é sempre emocional — é o instinto humano. Mas como lidamos com aquela resposta define nosso grau de maturidade perante ao mundo.

Outra excelente habilidade para se desenvolver na vida adulta é aprender a desafiar pensamentos negativos. A partir do momento em que somos contaminados pela resposta rápida e emocional, temos a tendência de ficar presos nos pensamentos distorcidos. É como a criança que, ao receber a negativa da mãe, começa a xingá-la e pensar que a mãe a odeia, afinal, não está fazendo o que ela quer.

Como adultos, precisamos aprender a identificar e estruturar esse tipo de pensamento.

* Sua mãe não te odeia porque ela não te comprou um brinquedo, ela só não tem dinheiro para isso.
* Uma rejeição amorosa não significa que você é a pessoa mais repugnante do mundo e ninguém mais vai te querer, apenas que aquela uma pessoa em específico não te quis.
* Uma demissão não é o fim do mundo. Pode ser o começo de um momento difícil em sua vida, mas existem estratégias que podem te ajudar a ser contratado novamente.

Crie o hábito de se perguntar: o que estou pensando é realmente verdade? Existe alternativa mais racional e positiva para esse tipo de pensamento? Para terminar, temos que aprender a lidar com problemas de forma estruturada.

Após uma grande carga de estresse, nossa mente tem a habilidade de misturar diversos pensamentos em uma coisa só, tornando situações complexas em algo único e indissolúvel. É o pensamento de "deu tudo errado aqui e não tem mais nada o que fazer." Nem sempre.

Ao perder o emprego, uma pessoa pode ser contaminada no primeiro momento com o desespero, pensando que nunca mais vai conseguir um trabalho. É a sua mente trabalhando contra você. Precisamos definir o problema de forma clara: conseguir um emprego. Simples.

Com um problema definido, chegou o momento de listar uma ou mais possíveis soluções:

* Como está seu currículo? Está atualizado? Como está seu perfil no LinkedIn? Será que não é hora de reativá-lo?
* Como está sua reserva financeira (falaremos mais dela em breve)? Será que não é hora de cortar todos os gastos desnecessários enquanto se planeja para conseguir um novo emprego?
* Você tem amigos ou conhecidos que trabalham na área? Será que alguém não tem uma vaga para te indicar?
* Como está a vaga que procura no mercado de trabalho? Outros candidatos têm alguma especialização que você não tem? Será que não dá tempo de — enquanto procura um emprego — fazer um curso para se aperfeiçoar?
* Que lugares as pessoas que contratam dentro da sua área frequentam? Feiras, palestras, encontros? Não é uma boa bater cartão em um lugar desses para fazer contatos?
* Quem são as pessoas que contratam nas empresas que gostaria de trabalhar? Será que não consegue se conectar com elas através de redes sociais e facilitar a chegada do seu currículo a quem importa?
* Precisa de dinheiro agora? Tem algum aplicativo que ofereça um trabalho extra que te ajude a manter as contas enquanto procura a sua vaga?

A ideia é abandonar o pânico e listar as possíveis soluções de um problema. Nem todas vão funcionar, mas alguma provavelmente vai. E, com certeza, fazer algo é melhor do que ficar aterrorizado frente a um problema.

É assim que se constrói resiliência: encarando os problemas sem ser dominado por eles. Nunca percebi isso, mas a maior lição de minha mãe foi a resiliência. Pode chorar, mas chora andando.

LIÇÕES RÁPIDAS SOBRE A VIDA ADULTA QUE SEUS PAIS NÃO DERAM (MAS VOCÊ PRECISA OUVIR)

O CUSTO DO CUIDADO É SEMPRE MENOR QUE O CUSTO DO REPARO

Essa dica vale desde a manutenção do seu carro até como cuida da sua saúde. Quanto melhor cuidar de tudo aquilo a que dá valor, menos terá que se preocupar em consertar.

Quanto mais tiver cuidado com sua alimentação, prática de exercícios e mantiver uma rotina saudável, menos terá que se preocupar em problemas de saúde que possam te abater. Uma pessoa que tem bom zelo com sua vida financeira dificilmente terá que se preocupar com endividamentos surpresa. Um conserto na fiação de sua casa sairá muito mais barato do que os danos do possível incêndio que ela pode ocasionar.

Não pague para ver até onde um problema pode escalonar. Segundo uma pesquisa do Instituto Lado a Lado pela vida, seis em cada dez homens no Brasil só procuram um médico quando os sintomas estão insuportáveis[8]. Quando chegam ao médico, muitos dos sintomas iniciais já estão agravados e podem gerar quadros irreversíveis, como é o caso do câncer de próstata, que é facilmente combatido quando diagnosticado nos estágios iniciais, mas pode ser mortal quando em estágio avançado.

Quanto melhor cuidar, menos terá que se preocupar no longo prazo. Não existe resultado diferente fazendo sempre a mesma coisa.

Quem nunca fez uma promessa de ano novo que não conseguiu cumprir nem até o final de janeiro do ano seguinte? Ou quantas pessoas não reclamam que tem o dedo podre em relacionamentos e estão sempre metidos em relacionamentos tóxicos fadados ao fracasso?

Não dá para esperar atingir resultados diferentes em nenhum campo da vida mantendo os mesmos hábitos de sempre. O ser humano tem a tendência de apegar-se a rotinas e certos comportamentos. Alguns positivos, outros nem tanto. Não é possível encontrar mudança em algo que sempre se repete enquanto a gente não questiona nosso próprio comportamento.

É demitido de todos os empregos em que entra? Talvez seja hora de repensar sua conduta profissional dentro do mercado de trabalho. Não consegue nunca perder peso? Talvez seja hora de avaliar sua saúde e entender se sua rotina de alimentação e exercícios não é a grande vilã da balança. Todos os seus relacionamentos terminam em drama ou dor de cabeça? Que tal considerar o tipo de pessoa com quem se envolve?

É impressionante reparar como seguimos comportamentos tóxicos achando que — por estarmos mirando em outra meta — dessa vez as coisas vão dar certo. Não vão.

APRENDER A ESTUDAR

Sua educação não deve estar apenas restrita ao que os currículos de sua escola ou faculdade exigem. Saber estudar é uma habilidade que carregará ao longo de toda a vida, independentemente da área em que atue.

Ao longo de nossa vida, tratamos o estudo como algo chato. Uma obrigatoriedade que professores impuseram para que se tire uma boa nota no fim do ano e não se pegue castigo em casa. Toda essa experiência traumática do estudo é algo enfadonho e limita a visão de algumas pessoas, de que o estudo é algo que só pode acontecer sob a tutela de um professor ou faculdade.

É possível estudar por diversos motivos que não sejam apenas tirar uma nota no fim de ano. Pode estudar algum assunto que seja do seu interesse — como artes marciais, jardinagem ou até mesmo cinema. Pode estudar para aperfeiçoar algo no seu trabalho — um cozinheiro que resolve focar em aprender mais sobre culinária italiana para se destacar no time. Pode até mesmo estudar para facilitar a vida doméstica: entender como funcionam impostos, como organizar sua vida financeira ou, até mesmo, como reformar e cuidar melhor do espaço em que vive.

Estudo não é só sobre se Capitu traiu ou não Bentinho, qual a fórmula de Bhaskara ou qual é a imagem real ou virtual de um espelho. Estudo é aprender a fazer uma refeição mais saudável para o seu dia a dia, sobre como administrar seu dinheiro para ter uma aposentadoria de qualidade e quais são os direitos trabalhistas que tem e que não permitem que seu chefe te trate como lixo.

Ao longo da vida, verá que muitas pessoas se aproveitarão da sua ignorância sobre diversos assuntos ou até mesmo sobre os seus direitos, para tirar vantagem. Como o mecânico que te cobra pela troca da rebimboca da parafuseta.

O estudo é empoderador. O estudo te protege, te liberta e te guia. Quanto mais entender dos assuntos que travam e guiam o seu dia a dia, menos dificuldade terá de tomar decisões ponderadas e racionais.

Está passando por alguma dificuldade na vida? Não tenha medo ou vergonha de gastar uma grande quantia de tempo entendendo aquele campo para compreender a melhor maneira de agir.

Aprenda os caminhos para chegar até onde os conhecimentos que lhe sejam relevantes moram.

SEJA ADAPTÁVEL

Charles Darwin, em sua pesquisa sobre a evolução das espécies, destacou que a capacidade de se adaptar é essencial para a sobrevivência de qualquer animal em seu ambiente. Em um mundo em constante transformação, essa mesma habilidade é indispensável para permanecermos relevantes e competitivos. A adaptação não é apenas uma questão de sobrevivência; é também uma estratégia para prosperar.

A vida, inevitavelmente, acontecerá enquanto você estiver ocupado fazendo planos. E, muitas vezes, você não estará no controle das mudanças que ocorrerão. Nos meus primeiros anos criando conteúdo, escrevia textos para um site. Era um trabalho que pagava minhas contas e permitia uma vida confortável. Então, o formato de vídeo começou a ganhar força. Muitos colegas de profissão, donos de sites bem-sucedidos, desprezaram o novo formato. "Isso é moda de adolescente. Vídeo não vai durar."

Ao contrário deles, decidi abraçar a mudança. Migrei boa parte dos meus conteúdos para o audiovisual e vi minha receita crescer nesse novo modelo. Enquanto isso, os colegas que resistiram à transição enfrentaram um mercado implacável. Muitos dos seus sites desapareceram e, em poucos anos, eles se viram obrigados a buscar empregos em outras áreas. Pessoas que estavam confortáveis e bem estabelecidas perderam sua posição no mercado porque não aceitaram que o mundo estava mudando.

A lição é clara: abrace a mudança como parte natural da vida. Ajustar os planos quando necessário não é um sinal de fraqueza, mas de inteligência e resiliência. O ego, por outro lado, pode se tornar um grande obstáculo. Ele dirá: "Trabalhei tanto para chegar aqui. Não vou mudar agora". Mas essa resistência não impede o mundo de continuar evoluindo. Insistir no status quo em um mundo que está em constante transformação é como tentar parar um rio com as mãos: inútil e exaustivo.

Se você ainda estiver tentado a resistir às mudanças, lembre-se da história da Kodak. Em 1975, a empresa criou a primeira câmera digital do mundo, uma inovação revolucionária. Mas, temendo perder os lucros de seu negócio de filmes fotográficos, os executivos decidiram ignorar o novo mercado. Apostaram no passado enquanto o futuro já estava acontecendo.

Somente em 2003, quando diversas concorrentes haviam dominado o mercado de fotografia digital, a Kodak tentou se reposicionar. Era tarde demais. A empresa, que um dia liderou o mercado fotográfico, foi ultrapassada por sua incapacidade de se adaptar.

A história da Kodak não é única. É um alerta sobre o perigo de ignorar as mudanças. Resistir pode parecer confortável no curto prazo, mas, a longo prazo, é a adaptação que garante a relevância e o crescimento.

Seja no mercado de trabalho, na vida pessoal ou em qualquer outro aspecto, é essencial aceitar que a mudança não é uma ameaça, mas uma oportunidade de reinvenção.

NÃO TENTE EQUILIBRAR MAIS PRATOS DO QUE CONSEGUE

Uma dúvida comum que recebo de jovens — principalmente na época de faculdade — é sobre como conciliar faculdade, trabalho, namoro, hobbies e vida pessoal. A resposta para conciliar tudo isso é simples: é só fazer tudo mal.

É comum acharmos que vamos dar conta de mais de uma tarefa de uma vez, principalmente quando somos mais jovens. Abrimos mão de sono, descanso, boa alimentação e vivemos uma rotina de estresse constante para conseguir dar conta. Apesar de parecer que tudo vai dar certo por algum tempo, é preciso apenas uma tempestade para sua vida virar um inferno.

Imagina que você troca de treino na academia para um treino mais pesado que te deixa mais cansado, ao mesmo tempo em que seu trabalho entra em fechamento de semestre e exige mais atenção, sua faculdade chega na época de provas e sua namorada acaba ficando magoada por algo que rolou e está precisando de mais atenção na relação. É raro, mas tempestades perfeitas acontecem.

Tentar equilibrar mais pratos do que é capaz é uma maneira ótima de se queimar no trabalho, desperdiçar oportunidades ou magoar pessoas que se importam com você. Lógico que nem sempre teremos o privilégio de tocar uma tarefa por vez, mas acho importante o entendimento de que certas tarefas exigem uma atenção a mais em determinados momentos na nossa vida.

Está estudando para um concurso público que pode mudar sua vida? Não é hora de ficar preocupado em frequentar o mesmo circuito de bares e baladas dos seus amigos com a vida ganha. Está almejando uma promoção no trabalho? Será que não compensa focar um pouco no escritório para conseguir esse aumento? Sua namorada está magoada? Não é o momento de dar mais atenção para ela e abrir mão um pouco do tempo que passa com amigos e videogames?

Tudo na vida tem uma hora e um momento. Aprenda a focar nas tarefas importantes de cada vez para que possa curtir sem preocupações no futuro. Tentar desfrutar de tudo ao mesmo tempo é só uma maneira mais rápida de estragar a oportunidade que tem.

Guia de sobrevivência para morar com os pais na vida adulta

O coração de uma mãe é um abismo profundo em cujo fundo você sempre encontra perdão.

— Honoré de Balzac

Aos 27 anos, voltar a morar com minha mãe foi um baque significativo na minha autoestima.

Eu estava levando uma vida de adulto e muito orgulhoso de mim mesmo. Tinha acabado de ir morar com minha então namorada da época, estava empregado com um bom salário e — mesmo não estando tão motivado com meu emprego — conseguia pagar minhas contas e me dar o privilégio de alguns luxos aqui e ali.

As coisas pareciam fluir bem, só que algumas discussões no meu relacionamento foram se tornando mais constantes, até o ponto em que ficaram insustentáveis e o término chegou.

Coincidentemente, as coisas no trabalho ficaram relativamente piores, com uma onda de demissões que tornou o ambiente de trabalho pior do que era, provando que nenhuma desgraça anda sozinha. Minha vontade de sair da empresa, que já era grande, se tornou urgente. Foi quando comecei a fazer as contas.

Mesmo com minhas economias somadas a quanto ganharia de rescisão caso fosse demitido, não teria o suficiente para bancar um aluguel em São Paulo e investir para abrir minha empresa. Ainda precisava de alguma ajuda. Foi quando surgiu um convite da minha mãe: "Por que você não volta a morar comigo? Você economiza em aluguel e ainda pode aproveitar o quarto vazio da casa para tocar a empresa de lá".

A proposta era boa — e sensata — demais para recusar, mas não deixou de ter o seu peso.

Existe uma visão do que é um adulto funcional romantizada por filmes, séries e pelas histórias que contamos para nós mesmos. Antes mesmo de completar 18 anos, um jovem já começa a sonhar com tirar sua carteira de motorista, comprar um carro, sair da casa dos pais e ter uma vida de privacidade e independência longe do controle paterno.

Porém, ao sair da escola, somos confrontados pela frieza da realidade em que é caro tirar uma carteira de motorista. Um carro popular deixou de ser sinônimo de "do povo" e não sai por menos de 100 mil reais. A casa própria não é um sonho, mas conseguir bancar o aluguel em uma grande metrópole virou sonho também. Morar sozinho é um trampo.

Muitos ainda acreditam que morar com os pais é sinal de comodismo das novas gerações. No entanto, a realidade é bem diferente. O custo de vida aumentou drasticamente nas últimas décadas, enquanto as condições financeiras de muitos jovens adultos pioraram.

Postos de trabalho estão cada vez mais precarizados e, com a baixa industrialização do país, até mesmo vagas que antes ofereciam bons salários agora oferecem remunerações insuficientes para garantir a independência financeira. Os jovens de hoje têm ganhos menores do que seus pais tinham na mesma idade.

Mesmo aqueles que dedicaram boa parte da vida aos estudos, conquistando ensino superior, pós-graduação e diversas especializações, encontram um mercado de trabalho que oferece remunerações muito aquém do esperado, dada a qualificação que possuem.

Para muitos jovens, continuar na casa dos pais não é uma escolha, mas uma necessidade.

A alternativa seria reduzir drasticamente seu estilo de vida para conseguir pagar por um espaço próprio, o que nem sempre é viável ou desejável.

Outro fenômeno crescente, que tenho observado ao longo dos anos criando conteúdo para jovens adultos, é o daqueles que optam por permanecer na casa dos pais, mesmo tendo condições de morar sozinhos, porque os pais estão idosos ou enfermos. Em gerações passadas, era comum ter filhos mais cedo. Com o passar das décadas, no entanto, os casais começaram a ter filhos mais tarde.

Hoje, não é incomum encontrar jovens de 25 anos com pais na faixa dos 60 ou até 70. Permanecer em casa, nesse contexto, é um ato de zelo. Muitos desses jovens assumem o papel de cuidadores, especialmente quando os pais apresentam quadros de saúde deficitários.

E aí surge a pergunta: como podemos rotular um jovem que escolhe cuidar dos pais como fracassado, apenas porque não mora sozinho?

Um adulto que ainda mora com os pais nem sempre é um "encostado". Essa visão simplista ignora as múltiplas nuances da realidade.

Morar com os pais não deve ser sinônimo de estender a adolescência, vivendo sem responsabilidades, com as pernas para o ar. Na verdade, nem na adolescência isso deveria acontecer. Todos que vivem sob o mesmo teto têm a obrigação de contribuir para mantê-lo, seja financeiramente, seja assumindo responsabilidades domésticas.

Para ajudar quem vive com os pais a ter uma convivência mais saudável e equilibrada, tanto emocional quanto logisticamente, aqui está um guia básico de como morar com os pais na vida adulta:

SEJA ÚTIL NA SUA CASA

Não é porque um imóvel não é seu ou porque o aluguel não está no seu nome que você não seja tão responsável por ele quanto os seus pais. Alguns adultos crescem acostumados com os pais cuidando das tarefas do lar e se sentem isentos da necessidade de cuidar do espaço.

É comum também alguns pais projetarem nos filhos crescidos a imagem de quando eram pequenos e não conseguirem cobrar deles sua parte nas tarefas domésticas. Por mais que more com seus pais, a autossuficiência é uma das maiores obrigações da vida adulta.

Você deve ser capaz de cuidar não só de sua alimentação, da limpeza e organização do espaço em que vive, mas também das contas do lugar. "Ah, mas eu chego do trabalho cansado." Pois bem, o mesmo cansaço que te aflige também aflige seus pais, com o agravante de que eles são mais velhos e sentem ainda mais esse cansaço. Não é porque você mora com seus pais que precisa se tornar um fardo. Seja útil ao ambiente.

Lave a louça sem que precise ser cobrado por isso, limpe seu quarto, ajude na limpeza da casa, na lavagem das roupas e na organização. Está empregado e recebendo algum dinheiro? Ajude seus pais a pagar as contas. Vai tornar a vida deles mais fácil e a convivência mais harmoniosa, além de ser um ótimo preparo para quando for morar sozinho.

Seja qual for a sua ajuda, seja consistente — mostre aos seus pais que é grato pela oportunidade de morar em casa e que tem valor para a família.

NÃO SE COMPARE AOS OUTROS

Resista à tentação de comparar onde seus amigos estão na vida com onde você está. Cada pessoa tem um contexto único, moldado por fatores que nem sempre são visíveis ou comparáveis. Quando você se compara, ignora elementos importantes, como a realidade financeira, o apoio familiar e as circunstâncias em que cada pessoa foi criada.

Por exemplo, seus pais podem não ter o mesmo nível financeiro ou educacional que os pais de seus colegas. Muitas vezes, subestimamos o impacto de uma boa educação financeira transmitida de geração em geração. Se seus pais não foram instruídos sobre como administrar dinheiro, é provável que você tenha que aprender por conta própria. Isso pode atrasar a sua liberdade financeira em comparação a alguém que foi ensinado desde cedo a poupar, investir e planejar.

Ignorar esses fatores e comparar sua realidade com a dos outros pode gerar um sentimento de inadequação e vergonha. Esses sentimentos podem impactar negativamente sua autoestima, levando ao isolamento e à solidão. Esse tipo de comparação não ajuda a melhorar sua situação; ao contrário, pode prejudicar ainda mais seu bem-estar emocional.

A ansiedade de querer sair da casa dos pais, embora muitas vezes compreensível, nem sempre é produtiva. Criar uma pressão desnecessária para alcançar um padrão de vida que não seja realista para o seu momento pode ser desgastante e contraproducente. Lembre-se: sua existência não deve ser reduzida ao fato de que você mora com seus pais.

Dá para ser um adulto trabalhador, funcional, responsável e digno de respeito, mesmo morando na casa dos pais. O que define sua maturidade não é onde você mora, mas como você conduz sua vida, como respeita suas responsabilidades e como está disposto a crescer e evoluir.

Evite medir sua vida com a régua dos outros. A comparação é, muitas vezes, injusta e desproporcional, pois cada pessoa caminha em um ritmo diferente. Em vez disso, concentre-se em suas próprias metas e naquilo que é possível para você agora. Trabalhe para construir a vida que deseja, mas sem se prender a expectativas irreais ou à necessidade de corresponder a padrões externos.

Morar com os pais não é sinônimo de fracasso, mas pode ser um período de aprendizado, planejamento e preparação para etapas futuras.

ESTABELEÇA LIMITES

Esse é um tema delicado em muitos lares: morar com os pais na vida adulta não deve significar abrir mão da sua privacidade e rotina. Pelo contrário, ter esses direitos respeitados é essencial para uma convivência saudável. No entanto, o desafio é que muitos pais acabam projetando nos filhos adultos a imagem de quando eram crianças, gerando conflitos que podem ser frustrantes e prejudiciais para a autoestima.

Nesse caso, a receita é o bom e velho diálogo. Converse com seus pais sobre sua necessidade de privacidade e independência. Explique seus hábitos, suas rotinas e o que você espera de uma convivência mais harmoniosa.

É importante lembrar que, por mais que você contribua com as contas e os cuidados da casa, ainda estará sujeito às regras de convivência dos seus pais. Afinal, é a casa deles.

Não dá para exigir total liberdade sem levar em conta os limites do espaço compartilhado. É inaceitável sair fazendo festinhas descontroladas e convidar amigos bêbados para destruir a casa. Seus pais não são colegas de uma república universitária, mas sim os responsáveis pelo lar em que você vive. Respeitar as regras básicas de convivência é o mínimo esperado de qualquer adulto.

Alguns pais podem ser mais compreensivos em relação a questões como saídas à noite, relacionamentos ou o uso de álcool e substâncias dentro de casa. Outros, não. E, se eles disserem que não querem que você use o carro deles, beba dentro de casa ou durma com sua namorada ou namorado no quarto, é essencial respeitar essas decisões.

Seus pais o tratarão como adulto na medida em que você agir como tal. Demonstrar responsabilidade no cuidado com suas coisas, no respeito ao espaço coletivo, no trabalho e na administração do seu dinheiro ajuda a construir a imagem de um adulto funcional.

Quanto mais responsável for, maior será a tendência de seus pais confiarem e respeitarem sua autonomia.

Comunique-se de forma clara. Por exemplo: "Olha, eu trabalho nesses horários e, nos finais de semana, gosto de sair até tal hora". Tornar sua rotina previsível para seus pais ajuda a reduzir conflitos. Surpresas e comportamentos infantis só criam mais tensão.

A casa dos seus pais não é, e nem deve ser, um hotel onde você faz o que quiser enquanto eles lidam com as consequências das suas ações. Quanto antes compreender isso, mais respeito conquistará e mais preparado estará para viver sozinho.

Um ponto delicado merece atenção especial: se morar com seus pais afeta negativamente sua saúde mental ou física, talvez seja hora de considerar sair de casa, mesmo que isso signifique viver com recursos limitados. Existe uma diferença clara entre impor regras de convivência e tentar controlar aspectos essenciais da sua identidade, como religião, orientação sexual ou identidade de gênero.

Se seus pais não respeitam quem você é ou suas escolhas de vida, priorize o seu bem-estar. Não sacrifique sua saúde emocional para se encaixar em uma realidade que não aceita quem você é. Morar num espaço pequeno ou enfrentar dificuldades financeiras é preferível a viver em um ambiente tóxico que sufoca sua essência.

Lembre-se: viver com seus pais pode ser uma fase importante, mas ela só será saudável se houver respeito mútuo. Use esse período como uma oportunidade para crescer, aprender e se preparar para os desafios de gerenciar sua própria casa. E, acima de tudo, não tenha medo de buscar sua liberdade e autonomia quando chegar o momento certo.

E AS NAMORADINHAS?

Quando se vive com a família, pode ser desafiador encontrar os momentos de privacidade e tranquilidade que morar sozinho proporciona. Questões como intimidade, especialmente em relacionamentos, tornam-se ainda mais delicadas nesse contexto. Por isso, a melhor abordagem é sempre manter uma conversa aberta e honesta com seus pais.

Pergunte como eles se sentem em relação a trazer alguém para casa e esteja disposto a ouvir e respeitar a resposta. Se seus pais não se sentem confortáveis com isso, entenda que essa é uma regra do lar que deve ser respeitada. Para situações assim, lembre-se: o motel existe exatamente para oferecer um espaço de privacidade e conforto.

Caso o custo de um motel seja um obstáculo, considere outras alternativas, como a casa de um amigo ou parente que esteja disposto a ceder o espaço. Porém, é essencial resistir à tentação de usar a casa dos seus pais às escondidas.

Optar por fazer algo sem o consentimento deles e acabar sendo descoberto pode gerar consequências sérias. Além de prejudicar o nível de confiança, esse tipo de situação pode causar desconforto e até retroceder na relação, impactando negativamente a convivência em outros aspectos da vida em comum.

A tendência, com o tempo, é que seus pais se sintam mais à vontade com seu relacionamento e comecem a dar mais liberdade. Mas essa evolução depende de diálogo, respeito e paciência.

Lembre-se: construir confiança é um processo contínuo. Respeitar as regras e os limites estabelecidos pelos seus pais demonstra maturidade e responsabilidade, e isso, no longo prazo, contribui para uma convivência mais harmoniosa e para que eles enxerguem sua relação com mais naturalidade.

CRIE SEU PLANO DE SAÍDA

Vamos entrar em detalhes sobre como ir morar sozinho pela primeira vez no próximo capítulo, mas vamos aproveitar para deixar um choque de realidade aqui: querer sair da casa dos pais e ir morar sozinho não é o suficiente.

Se uma situação te incomoda a ponto de ficar desconfortável, mas não o suficiente para te motivar a sentar e entender como mudar isso, é porque o papel de vítima lhe caiu bem.

É preciso um plano. Seu desejo de sair de casa sem um mínimo de estudo e planejamento não vale de nada. Sente a bunda na cadeira, comece a fazer contas e estudar. Acima de tudo, entenda: não existe um mundo ideal.

SEJA GENTIL CONSIGO MESMO

Poucas pessoas moram com os pais depois de adultas porque querem; a maioria o faz porque precisa.

Em um país marcado por desigualdades como o Brasil, muitos filhos começam a trabalhar ainda jovens para complementar a renda familiar. Para muitas famílias, a contribuição financeira de cada membro faz a diferença entre manter as contas básicas em dia, como a luz elétrica, ou enfrentar dificuldades ao final do mês.

Além disso, o aumento do custo de vida e a precarização de postos de trabalho cortaram a possibilidade de independência financeira para muitos. O cenário econômico atual dificulta a construção de uma vida autônoma, especialmente para quem está começando uma carreira. Para esses jovens, morar com os pais não é uma escolha de comodismo, mas uma estratégia necessária para construir um currículo sólido e garantir melhores perspectivas no futuro.

É fundamental viver de acordo com a realidade em que estamos inseridos e deixar de nos cobrar por padrões irreais. Ceder a essas pressões pode levar a decisões precipitadas que, em vez de acelerar a independência, podem atrasar seus planos e expô-lo a riscos desnecessários.

Sair da casa dos pais sem recursos financeiros suficientes ou sem uma perspectiva concreta de segurança pode criar problemas maiores, como dívidas, ansiedade e frustração.

Morar sozinho é, sem dúvida, um marco importante no amadurecimento de um adulto. Essa experiência proporciona aprendizado, independência e responsabilidade, mas, como qualquer outra etapa da vida, deve ser encarada com zelo, planejamento e cautela.

Forçar uma saída antes do momento certo pode não apenas comprometer sua estabilidade financeira, mas também dificultar o progresso de suas metas.

Cada trajetória é única, e respeitar o seu próprio tempo é essencial. Comparar-se com aqueles que alcançaram a independência mais cedo é desnecessário e prejudicial, pois não leva em conta fatores como apoio familiar, contexto econômico e oportunidades individuais. Em vez disso, concentre-se em criar uma base sólida que permita sua independência no momento certo.

O objetivo não deve ser apenas sair da casa dos pais, mas fazer isso de forma sustentável, garantindo uma transição equilibrada para uma vida autônoma. A pressa, muitas vezes, é inimiga da prudência, e é sempre melhor avançar com passos firmes do que correr e tropeçar em decisões mal planejadas.

Morar com os pais não é sinônimo de fracasso, mas uma etapa que pode ser estratégica para construir um futuro mais promissor. O importante é entender que a independência vai além de um endereço próprio; ela está ligada à sua capacidade de sustentar uma vida equilibrada e alcançar suas metas de forma consciente e planejada.

Como sair da casa dos pais

Só aqueles que se arriscam a ir longe demais podem, possivelmente, descobrir até onde se pode ir.

— T. S. Eliot

Parabéns, você decidiu que era hora de sair da casa de seus pais. Se acha que sua vida será uma mistura dos filmes *Projeto X* com *American Pie*, sinto informar que seus sonhos juvenis não poderiam estar mais errados.

Morar sozinho está mais para um drama existencial de Lars Von Trier misturado com filmes de sobrevivência, como *127 horas* e *Sociedade da neve*, do que uma comédia adolescente.

Nos meus primeiros meses morando sozinho, me deparei com um choque de realidade: os preços das compras no mercado eram muito mais altos do que eu estava preparado para pagar. Minha solução inicial foi adotar uma dieta baseada em miojo, salsicha e comida ultraprocessada.

No começo, parecia uma ideia brilhante. Mas não demorou muito para que essa decisão se tornasse desastrosa para minha saúde. Meu intestino e meu sistema digestivo sofreram as consequências por um bom tempo.

Outra questão que me pegou de surpresa foi a organização e a limpeza da casa na época em que dividia o apartamento com mais três colegas. Parecia uma boa ideia no começo, porém, como era de se esperar, não demorou para que as brigas começassem.

Discutíamos frequentemente sobre de quem era a responsabilidade de lavar a louça, limpar o banheiro ou manter a ordem geral do espaço. Essas pequenas disputas chegaram ao ápice quando recebemos uma visita inesperada: um rato.

E, acredite, a pior parte de ter um rato na sua casa não é vê-lo pela primeira vez, mas sim tentar descobrir como tirá-lo de lá. Foi uma verdadeira operação de guerra.

Nós, um grupo de jovens de 20 e poucos anos, ficamos horas tentando resolver o problema, o que rendeu cenas dignas de comédia pastelão: vassouradas para todos os lados, histeria e homens barbados pulando em cima de cadeiras e soltando agudos dignos de um tenor castrato.

A casa virou um caos, com xingamentos e risadas se misturando em uma cena que, na época, foi desesperadora, mas hoje rende boas histórias.

Posso enumerar aqui diversas experiências desastrosas que vivi e que me ensinaram muito sobre como morar sozinho.

Por exemplo, a vez em que decidi que era uma boa ideia trocar de colchão, mas, em vez de investir em um bom colchão convencional, comprei um colchão de ar. Spoiler: não foi uma boa ideia para minhas costas. Ou a vez em que, ao furar uma parede, acabei acertando um cano de água, causando uma infiltração no apartamento que dividia com a minha namorada e aprendendo da pior forma o preço da imprudência.

Outra lição inesquecível foi quando fiquei sem luz por cinco dias e não tinha a menor ideia do que fazer com minha vida. Desde descobrir como resolver a situação com a companhia de energia até lidar com a falta de eletricidade, foi uma verdadeira prova de sobrevivência urbana.

Morar sozinho não é apenas pagar contas e boletos — embora isso já seja desafiador. É, sobretudo, uma questão de reunir uma série de habilidades de sobrevivência que só aprendemos enfrentando o inesperado. E, claro, há as festas, que sempre parecem uma ótima ideia no início, mas se tornam um pesadelo na manhã seguinte.

As poucas vezes em que tentei organizar recepções ou festas para amigos me renderam lições inesquecíveis. Após a diversão, sobravam móveis fora do lugar, decorações destruídas, urina fora da privada, vômitos em lugares improváveis, garrafas quebradas, copos meio cheios espalhados pela casa, espetos de carne abandonados e todo tipo de sujeira que os convidados produzem enquanto se divertem, esquecendo que há um morador que terá que lidar com as consequências.

Morar sozinho é, acima de tudo, uma aula prática sobre responsabilidade. Não é apenas aproveitar a liberdade, mas lidar com tudo o que vem junto com ela: os erros, os imprevistos, as decisões ruins e, claro, as limpezas intermináveis.

Se não tomar decisões boas, você provavelmente vai dormir mal, acordar na sujeira, sobreviver de restos e torcer para que uma equipe de resgate — provavelmente seu pai ou sua mãe — venha te resgatar.

Para evitar que a vida longe dos seus pais seja mais traumática do que precisa, vamos fundamentar essa mudança em três princípios: planejamento financeiro, planejamento emocional e planejamento prático. Vamos começar com o mais complicado deles:

QUANTO CUSTA MORAR SOZINHO?

Essa é uma das perguntas mais difíceis de responder sem apelar para o bom e velho "depende". O custo de morar sozinho varia de acordo com o local, o tamanho do imóvel, os hábitos de consumo e as despesas pessoais. Aqui vamos imaginar que, inicialmente, você vá morar de aluguel, como boa parte dos brasileiros acaba fazendo ao sair da casa dos pais. Primeiro, temos que considerar custos fixos, custo de mudança e custos variáveis.

O custo fixo é aquilo que você gastará todo o mês de moradia. Começar por aluguel e condomínio. Some isso as contas fixas da sua casa que cairão todo o mês: luz, água, internet, streamings e outros possíveis serviços que assine para o seu lar. É importante anotar quanto gasta de transporte (público ou seu), alimentação e mercado.

O importante aqui é registrar, seja por planilhas ou por aplicativos, quanto custa manter sua casa por mês. Se nunca morou sozinho, o segredo é pegar de base o custo de algum amigo que tenha um estilo de vida parecido com o seu. Pesquise quanto ele gasta com as contas do lar para poder fazer a sua projeção.

Outra questão importante de se atentar é o custo de mudança. É comum o locador exigir alguma garantia do locatário na hora da mudança. Isso pode ser feito através de:

* Cheque caução: Talvez a modalidade mais comum no mercado. O locador pede um depósito de um valor equivalente a três meses de aluguel — nunca podendo ser superior a isso. O dinheiro deve ser segurado pelo dono do imóvel, que é utilizado em caso de inadimplência de quem aluga. Ou seja, para entrar no imóvel, terá que pagar o equivalente a três aluguéis, ou não poderá morar lá.
* Fiador: Uma pessoa que se tornará responsável pelos débitos do inquilino caso, por alguma razão, este não cumpra com sua responsabilidade com o pagamento da locação e encargos locatícios. Não pagou? Alguém paga para você. O fiador precisa ter um imóvel quitado — ou seja, uma casa própria —, não ter pendências de créditos e ter uma renda de até três vezes a despesa do aluguel. Ou seja, para alugar um imóvel, você precisa de alguém que tenha um outro imóvel e garanta que você não vai fazer besteira.
* Seguro fiança: Não tem fiador ou seu locador não aceita cheque caução na hora da locação do imóvel? Nessa modalidade, o locador paga um valor mensal ou anual a uma seguradora. Esse valor funciona como uma segurança para o proprietário do imóvel caso o inquilino não consiga pagar o aluguel ou outras despesas previstas no contrato. Esse é um custo adicional e não reembolsável, diferente do depósito caução, e, dependendo do tipo de apólice, pode ser bem alto. Ou seja, para conseguir se mudar, terá

que pagar um valor a mais de aluguel todo mês porque não pode dar boas garantias para seu locador.

Vale a pena ser destacado que, como estamos no Brasil, nem tudo segue perante as regras e leis vigentes. É comum encontrar no mercado imóveis ou quartos para alugar que não seguem nenhuma dessas regras e sequer têm um contrato. A informalidade ajuda na flexibilização, mas te atrapalha — e muito — na hora de pedir os seus direitos.

Sem um contrato de aluguel, nada impede o seu senhorio de te despejar do dia para a noite. Lembre-se sempre: não existe almoço grátis. Se algo é muito simples, sem burocracia e parece fácil demais, é porque alguém está levando ou levará vantagem em algum momento na relação. Você pode achar que é malandro hoje, mas amanhã será o otário. Na dúvida, sempre desconfie.

Esses custos são apenas para poder entrar no imóvel, mas precisa considerar também o custo da mudança para ele. Vai levar alguma coisa da casa dos seus pais para a nova? Precisará de um carreto ou de um amigo com um carro grande para carregar as coisas? Além disso, quanto o espaço para onde você vai se mudar está pronto para te receber? Sua casa nova tem fogão, micro-ondas, geladeira, cama, armários, lava-roupas e outros itens?

Tem se tornado cada vez mais comum alguns imóveis serem colocados para alugar já equipados com os eletrodomésticos necessários para uma família se acomodar por lá, o que torna sua mudança simples e fácil, porém ainda não é algo unânime no mercado.

Você pode encontrar o imóvel dos sonhos na localização dos sonhos, mas terá que equipar a casa com os móveis e eletrodomésticos necessários para um adulto viver por lá, o que aumenta seus custos de mudança e, quando for se mudar para outro lugar, vai precisar bancar a mudança de itens. Quanto mais coisas tiver, mais caro vai ficando seu custo de mudança ao longo do tempo.

Notícia boa: não precisa de muita coisa para morar sozinho e minimamente sobreviver. Principalmente quando somos jovens, conseguimos resistir bastante tempo com um pacote básico do que precisa em um lar e seguir vivendo felizes.

Dito isso, vamos a uma lista básica do que uma casa precisa ter para você morar sozinho:

* Cama: Resista ao impulso burro de achar que viverá feliz dormindo em um colchão de ar ou colchonete por serem mais baratos. Já passei alguns meses dormindo nos dois e posso dizer com toda certeza que, em questão de meses, suas costas estarão te lembrando diariamente da decisão burra que tomou. Invista em uma cama boa e, de preferência, um colchão de muita qualidade. Quanto melhor dormir e acordar, mais disposto estará para encarar a vida adulta.
* Também precisará de dois jogos de cama com lençol, colcha, cobertor e fronha para travesseiros. Um para ficar na cama e outro para usar quando lavar o primeiro. O ideal é lavar seu jogo de cama uma vez por semana ou a cada quinze dias, no máximo. Sim, caso sua mãe nunca tenha avisado, é preciso lavar com frequência.
* Geladeira: Você precisa de um lugar para guardar e congelar sua comida. Conheço alguns defensores de usar um frigobar, mas também acho essa uma economia burra. Uma geladeira com freezer garantirá que possa estocar marmitinhas ou carne por bastante tempo, evitando precisar cozinhar ou ir sempre ao mercado. Investir em uma geladeira grande demais também não é necessário. Uma de 300L é o suficiente.
* Um lugar para fazer sua comida: Aqui temos algumas opções. A mais convencional é o bom e velho fogão, que ocupa espaço e custa um pouco mais caro. Dá para apostar em um cooktop mais barato, menor e que pode ser elétrico ou a gás. Se puder, invista também numa boa air fryer. Vai te poupar

de precisar esquentar óleo e sujar o fogão (ou cooktop), sem contar a praticidade e velocidade de cozinhar nela. Se não utilizar forno no seu dia a dia, não sentirá muito a diferença. Conheci algumas pessoas que sobreviveram bastante tempo tendo apenas um micro-ondas em casa, à base de marmitas caseiras prontas. Não acredito que seja uma ideia ruim, porém, acho bom poder contar com a opção de ter onde cozinhar caso assim queira.

Além de ter onde cozinhar, é importante ter onde comer sua comida. Não precisa investir logo de cara em um grande jogo de pratos e panelas para sua casa. Três pratos — um para você, outro para visita e um reserva caso algum quebre —, mais a mesma quantidade de garfos, facas, colheres e copos está de bom tamanho para começar.

Quanto às panelas, uma frigideira, uma panela pequena, uma panela um pouco maior e uma leiteira — para esquentar água ou leite — também darão conta do recado. Uma pessoa solteira sem filhos ou cônjuge precisa de muito pouco para sobreviver sozinha. Aproveite isso. Se está começando a vida sozinho, não gaste mais do que precisa em louças e talheres. Conforme for envelhecendo e criando raízes, poderá investir em pratos, eletrodomésticos e utensílios caros para sua casa. De saída, economize no que puder economizar.

* Quando lavar suas roupas: Se tiver pouco espaço, uma máquina que lave e seque junto com um lugar para pendurar sua roupa — um varal de teto em um cantinho que pegue sol — vai quebrar um galho. Alguns prédios novos — com apartamentos menores — têm investido em uma lavanderia coletiva onde seus moradores podem levar e secar roupas.

Outra boa opção são as lavanderias self-service, cada vez mais comuns em cidades grandes, onde você poderá lavar e secar suas roupas. A parte ruim é que terá que ficar esperando fora de casa até as roupas ficarem prontas — bom momento para se atualizar de todos os vídeos idiotas que suas redes sociais podem oferecer. A boa é que poupará a grana investida na máquina de lavar.

* Um local de entretenimento: Ninguém precisa de uma TV, notebook ou videogame para sobreviver, mas sua sobrevivência será mais fácil com um cantinho onde possa ver um filme, uma série ou passar raiva perdendo no videogame uma partida online contra um adolescente de 12 anos.

Nos meus primeiros meses morando sozinho, eu tinha apenas um pufe e um notebook para passar o tempo livre. Eles deram conta do recado.

Conforme for se estabelecendo, pode investir em sofá, poltrona, luminárias e outros itens de decoração. Apenas lembre-se: quanto mais coisas possuir em um imóvel alugado, mais difícil e custosa será sua próxima mudança. Se não pretende passar muito tempo em um local, evite deixar seu lado acumulador tomar conta.

* Kit de ferramentas e primeiros socorros: Esses são itens para os momentos de emergência. Caso precise montar um móvel, pendurar um quadro ou consertar algo quebrado, ter um kit básico de ferramentas vai adiantar muito a sua vida. Não precisa de itens mais complexos, como furadeira e parafusadeira — sempre um vizinho ou zelador podem te emprestar —, mas um martelo, chaves de fenda e Phillips, um grifo e um alicate vão te ajudar na hora do aperto.

Quanto aos primeiros socorros, ter um antisséptico para ferimentos, um curativo adesivo para pequenos machucados (ou uma gaze e esparadrapo) e remédios para dor de cabeça, gripe, diarreia e febre te ajudarão na hora do perrengue.

Essa é uma lista bem rápida e curta do mínimo que precisa para ter um lar funcional à sua disposição, mas gosto de frisar que cada pessoa é uma pessoa.

Talvez você tenha necessidades básicas que outras pessoas não tenham, que sejam investimentos obrigatórios na hora de sair da casa dos seus pais. Tente anotar ao longo do dia tudo aquilo que utiliza na casa deles e o quanto isso irá custar na sua mudança.

A parte boa da lista dos custos de mudança é que com muitos dos itens você gasta apenas uma vez no intervalo de muitos anos. A parte ruim é que muitos deles costumam ser bem caros e pesar no bolso.

Agora vamos para outra parte complexa da equação de morar sozinho.

Os custos variáveis são aquelas contas que não são obrigatórias para viver, mas talvez sejam necessárias para ser feliz. São os gastos com comer fora, diversão, lazer e entretenimento. Também podem ser gastos de emergência, como manutenção doméstica, reparos, pequenos consertos, questões de saúde, multas ou gastos com decoração e móveis.

Os custos variáveis costumam ser os mais traiçoeiros e quebram as pernas dos mais desavisados.

Para evitar ser traído no fim do mês, é importante ter uma verba destinada a gastos variáveis. Tente calcular por cima quanto gasta em saídas por mês e atente-se para nunca estourar esse orçamento.

Não é porque vai morar sozinho que você precisa parar de se divertir, mas sim ser um adulto responsável e ter uma parcela dos seus ganhos destinada especificamente para essa diversão.

"Gosto de sair para passear pelo shopping e tomar um café superfaturado, estou errado?". Não, nunca. Se te faz feliz — e está dentro das leis —, faz sentido. Então vamos orçar isso.

O que não queremos é que dinheiro de coisas importantes como plano de saúde ou energia elétrica precisem ser desviados para pagar a conta da sua bebedeira no final de semana. Não vá viver à luz de velas só porque ficou de farra.

Agora, quanto aos gastos variáveis de emergência, esses precisam de um pouco mais de disciplina. Tente reservar todo mês um dinheiro destinado a uma reserva para as horas de necessidade. Essa reserva deve ser usada em manutenções do lar, acidentes domésticos ou emergências médicas. Se conseguir sair da casa dos seus pais com a reserva construída, ótimo. Senão, vá construindo ao longo dos meses, sem nunca abrir mão de ter um dinheiro para isso.

Esse não é o dinheiro para gastar com viagens, comprando um videogame novo ou tirando carta de moto. Essa é a grana que vai te tirar da merda quando a merda acontecer, e por mais *good vibes* ou positivo que você seja, a vida não te poupará de enrascadas.

O melhor conselho que posso te dar é deixar sempre uma gordura de sobra nas contas do mês, além de ir poupando para emergências.

Essa falta de margem e de uma reserva de emergência é o motivo pelo qual muitas famílias se endividam muito rapidamente. Quanto mais apertado estiver com as contas da sua casa, pior vai ser quando a vida acontecer, e — acredite — ela acontece.

Precisa de uma chuva mais forte para uma árvore na frente da sua casa cair no seu telhado e você ter uma dor de cabeça monumental para reformar a casa. Uma chuva. Um motorista imprudente pode bater com tudo no seu carro e ir embora, te deixando com um valor alto para pagar no mecânico. Um motorista. Uma crise simples no mercado pode fazer com que sua empresa precise fazer um *layoff* e seu cargo seja encerrado. Apenas uma crise.

A vida acontece. Quanto mais apertado estiver com suas contas — fixas e variáveis — e menor sua reserva de emergência, maior será a queda quando um problema acontecer.

ENTENDA E REPENSE O SEU CUSTO DE VIDA

Morar sozinho é ser um craque na administração de dinheiro e entender seu custo de vida.

Habitue-se a registrar tudo que entra e tudo que sai da sua conta, seja por aplicativo, planilha do Excel ou um bom e velho caderno. Quanto mais tiver sob controle todas as despesas do seu fluxo de caixa pessoal, menos perrengue terá. Com uma visão geral das suas despesas, você poderá entender se o seu custo de vida está alto ou baixo. Caso tenha ultrapassado seu limite ou esteja muito próximo dele, algumas medidas precisam ser consideradas.

A Pesquisa de Orçamentos Familiares do IBGE[9] mostrou que a habitação hoje corresponde a mais de um terço da renda das famílias brasileiras (36,6%), seguida de transporte (18%), alimentação (14,5%), saúde (8%), educação (5%) entre outros.

O primeiro grande impacto que deve considerar é quanto está gastando de moradia. Em grandes capitais, como São Paulo, Rio de Janeiro e Belo Horizonte, uma mudança de bairro pode significar um corte significativo no seu aluguel. Outra opção também é entender o tamanho do espaço em que ocupa.

Uma casa ou apartamento com menos metros quadrados em um bairro menos valorizado pode ajudar a balancear o seu custo de vida. Até mesmo a troca de um condomínio com piscina, quadra e outros espaços em comum para um mais simples pode significar uma mudança significativa.

Na questão do transporte, é preciso entender se é necessário o uso de carro todos os dias e o impacto que terá para o seu orçamento. Veículos têm custos altos, como combustível, manutenção e seguro. Uma alternativa é buscar colegas de trabalho que moram próximos para compartilhar caronas e dividir gastos com gasolina.

Se o transporte público for uma opção, considere seus prós e contras. Ele é geralmente mais econômico, mas pode exigir acordar mais cedo e lidar com ônibus ou metrôs lotados, especialmente em dias de chuva.

Se usa com frequência o serviço de motoristas de aplicativo, estude o quanto esse transporte impacta o seu orçamento no fim do mês. Normalmente, gastamos para ter conforto. Quanto mais conforto, mais gastos.

Às vezes, em troca de alguma economia no fim do mês, é preciso abrir mão de certos confortos para não ficar no negativo.

Compras no mercado são outro ponto de atenção. Optar por marcas econômicas em vez de premium pode fazer uma grande diferença. A compra por atacado também tem ajudado muitas famílias brasileiras a economizar, já que o valor unitário dos produtos tende a ser menor.

Antes de ir ao mercado, sempre prepare uma lista de compras. Planeje sua semana, identifique suas necessidades e evite compras impulsivas. Além de economizar dinheiro, isso reduz o tempo gasto no mercado.

Preste atenção também em desperdícios na sua casa. Frutas, carnes, pães e outros alimentos vencidos ou jogados fora representam dinheiro desperdiçado. Quem não desperdiça economiza. Entenda quais compras são feitas em excesso e evite comprar algo que irá descartar em breve.

Cozinhar é outra forma eficaz de economizar. Refeições feitas em casa podem custar uma fração do que você gastaria comendo fora. Basta comparar o preço de um café da manhã em uma padaria com o valor dos mesmos ingredientes no mercado.

Não recomendo nunca cortar os gastos com entretenimento, já que muitos desses mantêm nossa sanidade e bom humor para seguir a vida. Não adianta cancelar a conta de internet, streamings e vender o videogame, mas ficar o dia inteiro parado olhando para a parede. Só trará infelicidade e depressão para sua vida.

Defina um valor fixo para gastar com entretenimento no mês e se mantenha rígido a esse valor. Corte serviços de streaming ou outras ferramentas que não esteja usando com frequência. Não está vendo nada na Netflix? Cancele sem medo. Volte a pagar quando tiver algo de bom para ver por lá.

Outra facilidade para se atentar é que, hoje, muitos serviços oferecem pacotes de benefícios agregados. Às vezes sua operadora de celular oferece um outro streaming ou serviço de músicas grátis.

O importante é nunca perder de vista o seu custo mensal. Quanto mais alinhado seus ganhos e custos estiverem, menos perrengues vão surgir, possibilitando se preocupar em apenas manter a sua casa em ordem. E por falar nisso...

MORAR SOZINHO DÁ TRABALHO

Quando tiver sua casa, entenderá por que sua mãe ficava tão irritada quando você era mais novo e deixava bagunça espalhada.

Além da ter a parte financeira em ordem, morar sozinho exige algumas habilidades práticas para garantir que consiga cuidar de si mesmo e da sua casa de forma independente, responsável e saudável — esse último costuma ser a primeira coisa que muitas pessoas abrem mão nos seus estilos de vida para economizar tempo e trabalho.

Manter uma dieta à base de miojo, salsicha e comida ultraprocessada congelada é uma maneira de economizar dinheiro e tempo cozinhando? Sim, mas passa longe de ser algo responsável, e as consequências de uma péssima alimentação uma hora ou outra virão em forma de sobrepeso e problemas de saúde.

A primeira alternativa é aprender a cozinhar. É mais simples do que parece, mas exige saber seguir instruções à risca e um pouco de concentração. Não estamos falando aqui de fazer um menu digno de MasterChef, mas sim do mínimo para sobreviver. Fazer arroz, fritar um ovo ou um bife, temperar uma salada, cozinhar alguns legumes e cozinhar feijão sem medo.

Notícia boa: hoje temos milhares de vídeos com receitas, dicas e truques de como cozinhar. Com um pouco de vontade, em pouco tempo você aprende o mínimo para ter uma dieta de adulto funcional e saudável. Caso não consiga cozinhar todos os dias — quem é que consegue, não é mesmo? —, pode apostar em congelar marmitas com suas refeições da semana. Separe um dia do seu final de semana para cozinhar e montar o almoço ou jantar em tupperwares. Se cozinhar não é sua área, hoje, não é difícil encontrar serviços que oferecem alimentação saudável e caseira para congelar. Se a sua cidade ou bairro não tem algo parecido, pode encontrar cozinheiras locais que oferecem esse tipo de serviço.

Uma prática da qual você não conseguirá fugir é manter a limpeza e organização. O mínimo esperado para manter a higiene do lar é saber varrer, passar pano, lavar o banheiro e limpar janelas. Nada de outro mundo, porém, são todas tarefas mecânicas que precisam ser repetidas à exaustão ao longo de uma vida adulta para garantir que viva em um local asseado e — olhe só — saudável.

Manter o ambiente em que vive organizado também vai facilitar a sua rotina e evitar o acúmulo de bagunça e sujeira, tornando o seu dia a dia mais fácil e a limpeza de seu espaço pessoal mais simples.

Para terminar, o último dos cuidados é com as suas roupas. Hoje em dia, com as máquinas de lavar e secar, o maior trabalho que terá é separar suas peças por cores e apertar alguns botões. No máximo, vai precisar esfregar algumas manchas de roupas ou esfregar meias encardidas, mas nada difícil de aprender.

Acredito que todas essas tarefas devem vir do lar. Se você foi um adolescente ou criança bem instruída, terá aprendido tudo isso dentro da casa dos seus pais, e a mudança será mais simples. Se não foi, sempre há tempo de aprender.

Recomendo, antes de resolver ir morar sozinho, conferir se sabe todas essas coisas e aprender diretamente com quem sabe. Converse com sua mãe, seu pai, avós, tias, diaristas e tire suas dúvidas. Deixe a vergonha de lado e vá atrás de aprender o que precisa para morar sozinho, principalmente se for homem.

Segundo uma pesquisa do IBGE[10], mulheres dedicam aos afazeres domésticos quase dez horas por semana a mais do que os homens. Ao longo de anos criando conteúdo para homens, notei que muitos desses cuidados nunca sequer foram ensinados por suas mães ou seus pais.

Enquanto meninas aprendem desde cedo as tarefas domésticas, meninos são deixados de lado, perpetuando uma lógica machista de que homem não cuida da casa, gerando uma insuficiência na vida adulta que torna seus filhos homens incapazes de se virarem sozinhos, jogando os cuidados do lar nas costas dos futuros parceiros ou parceiras.

Um conselho: saber cuidar de uma casa não é uma questão de gênero, é uma questão de autossuficiência.

Um adulto deve ser capaz de se cuidar e não depender da mãe ou do pai para administrar a própria vida. Saber cuidar das tarefas do lar também será de suma importância em uma relação.

Um casal que consegue dividir bem as tarefas domésticas sem que um lado sobrecarregue o outro é um casal que vive em harmonia e feliz.

"Ah, mas eu planejo contratar alguém para cuidar da casa." Mesmo que pague, é importante saber o que deseja que seja feito, para poder cobrar de um funcionário. Morar sozinho não é só poder pagar pelo espaço em que vive, mas também zelar pela organização e higiene dele, além do bem-estar de todos que ali vivem.

NÃO ENTRE EM PÂNICO

Logo nos primeiros anos em que morei sozinho, vivia em um pequeno apartamento de cinquenta metros quadrados em um populoso prédio com cerca de dez apartamentos por andar. Uma noite, enquanto jogava videogame, senti fome e decidi fritar alguns nuggets.

Esquentei o óleo, coloquei a comida pra fritar e cometi o grande erro de voltar para meu GTA IV, deixando a frigideira sem vigilância. Enquanto terminava mais uma missão, senti o cheiro de fumaça vindo da cozinha. Quando entrei, a panela estava pegando fogo, junto com o armário embutido da minha cozinha, que ficava bem acima do fogão.

O primeiro instinto que temos quando algo pega fogo é jogar água em cima, porém, no caso do óleo, isso causa uma explosão perigosa. Felizmente nesse dia lembrei de minha mãe me alertando para nunca jogar água na panela com fogo. Tampei a frigideira e levei ela para o tanque da lavanderia, onde deixei até o óleo em chamas esfriar. Não aconteceu uma explosão em minha casa, mas acionei o alarme de incêndio do prédio, que gerou um inconveniente enorme para todos os vizinhos e uma bronca de meu síndico.

Ao longo de anos morando sozinho, passei por diversas outras situações que fugiam do meu controle. Alagamento de rua cuja água invadiu a casa, telhado quebrado por conta de chuva forte, falta de luz por uma semana, vazamento de vizinhos, um amigo quebrando o braço bêbado em um churrasco que organizei, entre outras coisas. Em todas elas, apesar de estar assustado, eu era o adulto responsável por garantir que a situação, que já estava fora do controle, não piorasse.

Logo após sair da casa dos seus pais, é fácil se sentir desamparado e inseguro, mas é aqui que precisamos calçar os sapatos de adulto e encarar a vida. Quanto mais preparado e versado em questões de cuidados domésticos for, mais fácil será encarar os desafios do dia a dia. Encare os problemas da sua casa de frente e, na menor dúvida de que algo pode dar ruim, garanta que não dê: chame quem for necessário para lidar com o problema.

Conheço o caso de um colega que ignorou por meses uma rachadura no teto de sua casa até o dia em que o forro caiu sobre ele enquanto dormia. O custo do cuidado sempre será menor do que o custo do reparo, e ignorar um probleminha hoje pode significar ter que lidar com um problemão amanhã.

Não tenha medo, vergonha ou orgulho de pedir ajuda.

Peça auxílio à sua rede de apoio para entender como lidar com algo que está fora das capacidades. Se não pode contar com alguém nem pagar por uma pessoa, tem sempre um conteúdo online que se provará muito útil para resolver um problema. Também é preciso ter cuidado com o estresse diário de cuidar do seu lar.

Morar sozinho tem o lado bom da liberdade pessoal e privacidade de estar no seu canto, mas também tem o lado negativo de muitas contas para pagar e o cansaço de garantir que o lar esteja em ordem.

Aprenda a organizar bem o seu tempo. Pessoas que moram sozinhas podem facilmente cair na tentação de ficar longos períodos procrastinando e deixando os cuidados de casa de lado. Isso gera um acúmulo de obrigações que não só é cansativo, mas faz mal para a saúde mental, já que quem deverá lidar com o estresse de arrumar as coisas ou de viver em um ambiente sujo e desorganizado é você, não seus pais.

Tente estabelecer uma rotina diária de tarefas domésticas e cuidados com a casa. Torne isso parte da sua rotina, tal qual escovar os dentes e tomar banho. Quanto mais zeloso e atencioso for com o espaço em que vive, menos surpresas e dor de cabeça terá com ele.

VALE A PENA MORAR COM UM AMIGO?

Morar com um amigo pode ser o melhor jeito de economizar dinheiro ou de perder uma amizade.

Como vimos no tópico anterior, morar sozinho é caro e exige diversas habilidades para manter a casa em ordem. Muitas pessoas esperam casar-se para sair da casa dos pais. Outras decidem dividir um espaço com um amigo, tornando o custo de vida mais acessível. Morar com um amigo pode ser uma experiência incrível, mas, sem uma boa comunicação e divisão de tarefas, pode significar o fim de uma amizade.

A começar pelo mais simples: o que vemos de uma pessoa em espaços coletivos — sala de aula, faculdade, trabalho, mesa de bar — pode ser muito diferente de como ela é no seu espaço pessoal.

Os hábitos de uma pessoa com quem você divide a casa podem impactar diretamente no seu dia a dia. Se ela acorda cedo ou tarde, se é bagunceira ou organizada, se gosta de receber amigos com frequência, se ouve música alta... Todas essas pequenas coisas do cotidiano são relevantes na convivência.

Comece alinhando as expectativas sobre o cuidado da casa: como serão divididas as tarefas domésticas, como limpeza, idas ao mercado, entre outros? Não espere que essas responsabilidades sejam divididas naturalmente. Sentem, conversem e definam claramente quem e quando fará o quê.

Registre essas definições em algum lugar. Pode ser em uma lousa de fácil acesso, uma planilha ou, se necessário, até mesmo um contrato registrado em cartório. Estabelecer essas responsabilidades desde o início pode evitar conflitos no futuro. É essencial deixar claro o que está sob a responsabilidade de cada um para que o argumento "pensei que você ia fazer isso" não seja usado. Só quem já morou com um amigo sabe como uma simples discussão sobre quem deveria ter lavado a louça pode acabar virando um quebra-pau homérico.

Os padrões de convivência precisam ser muito bem estabelecidos, já que cada pessoa tem um conceito pessoal do que é limpeza e organização. Essa regra não se aplica apenas a morar com amigos, mas também quando você for se casar ou morar junto com um parceiro ou parceira.

Segue uma lista de combinados a serem feitos:

* Qual horário está liberado fazer barulho na sala? Os itens na sala são coletivos ou de uso pessoal?

* Pode ou não pode levar outras pessoas para o apartamento? Quantas pessoas no máximo?
* Quais espaços são privados e quais são coletivos?
* Volume alto dentro do quarto é permitido ou não?
* Quanto espaço de geladeira cada um irá ocupar?
* A casa tem um banheiro apenas? Como deve ser a organização depois de tomar banho?

Todos esses aspectos, isoladamente, não causam a ruptura de uma relação entre duas pessoas. Porém, no dia a dia, pequenos hábitos podem ir minando a convivência. E isso não vale apenas para o outro lado, vale para o seu também.

O que o seu colega de apartamento não tolera ou se incomoda que você faz e que pode ser evitado? Manter um olhar atento ajuda a garantir que a relação permaneça o mais amistosa possível. Se a louça ou a limpeza dos espaços comuns já geram brigas, imagine quando alguém invadir o seu espaço pessoal.

É de extrema importância definir qual é o espaço de cada um, quais objetos são coletivos e qual o nível de privacidade desejado. Lembro de ter dividido um apartamento com um colega que tinha três irmãos e estava acostumado a compartilhar tudo. Não era incomum encontrá-lo no meu quarto jogando videogame ou até mesmo utilizando roupas minhas, como casacos ou camisas sociais. Eu não me importava, mas, para algumas pessoas, isso seria imperdoável.

A parte financeira também será alvo de muita discussão caso não seja bem organizada. Mais uma vez, é essencial deixar cada ponto muito bem definido e registrado:

* Quem será o responsável legal pelo contrato de aluguel?
* Como será feita a divisão do aluguel?
* Como serão divididas as contas de água, luz e internet?

* Compras do mercado são coletivas ou pessoais? Como definir o que é de cada pessoa dentro da geladeira e despensa?
* Em caso de emergência, existe uma reserva financeira de todos os lados para cuidar de uma possível reforma na casa?
* Quem fará os pagamentos e quando esses pagamentos vão ser feitos?

Parece chato porque é chato mesmo. Organizar, definir e delegar funções é uma das partes menos divertidas da vida adulta. No entanto, a partir do momento em que cada lado entende suas próprias responsabilidades, muitos conflitos podem ser evitados. Mesmo assim, por mais que tudo esteja organizado, inevitavelmente surgirão desentendimentos. E será necessário aprender a lidar com cada situação, independente da gravidade que pareça ter.

Uma boa convivência pode durar anos, desde que haja comunicação honesta e respeitosa. É fundamental que nenhum lado tenha receio de se abrir e expor seu ponto de vista. A empatia também é essencial, pois algo que pode parecer um problema pequeno — como louça suja acumulada na pia —, para o outro lado, pode ser algo grande. Quem busca uma convivência harmoniosa entende que, muitas vezes, é necessário ceder para manter a paz.

Morar junto é uma ótima maneira de economizar nas despesas e ter um apoio emocional em um momento de transição tão delicado. Ter um amigo ao lado pode ajudar a aprender como lidar com a vida adulta: cuidar da casa, fazer consertos manuais e, o mais importante, oferecer apoio nos momentos de tristeza e solidão. Porém, é imprescindível que a boa convivência esteja sempre acima do orgulho pessoal ou da preguiça de qualquer uma das partes.

Se você não consegue abrir mão de fazer tudo exatamente do seu jeito, talvez morar com alguém não seja a melhor opção para você.

Você vai comer de graça, mas a conta será alta

O preço de qualquer coisa é a quantidade de vida que você troca por ela.

— Henry David Thoreau

Não existe almoço grátis. Foi uma dura lição que aprendi com a primeira carta do Serasa que chegou em minha casa.

Parte por descobrir quanto dinheiro devia ao banco e parte pelo fato de que quem recebeu uma notificação não fui eu, mas sim meu pai, que não me deu a notícia da maneira mais agradável possível.

Eu tinha vinte anos e sabia muito pouco — ou quase nada — sobre como funcionam os bancos e como gerir o meu dinheiro. E se você não sabe o que é o Serasa, eu explico.

Serasa é uma empresa especializada em análise de crédito, responsável por coletar, armazenar e fornecer informações sobre a situação financeira de pessoas físicas e jurídicas, ajudando empresas a avaliar o risco de crédito de seus clientes. A plataforma mantém um cadastro de inadimplentes — com informações sobre dívidas não pagas —, avaliando assim a capacidade de pagamento de um cliente.

Além disso, serve de intermediária para que consumidores renegociem suas dívidas diretamente com os credores. Existem empresas parecidas que oferecem os mesmos serviços, mas essa acabou se tornando a mais popular no país.

Ou seja, receber uma cartinha do Serasa — o que hoje é um e-mail ou uma mensagem no WhatsApp — é um sinal de que fez merda. E eu tinha feito. Das grandes.

Tudo começou com meu primeiro emprego formal. Até então, só tinha trabalhado ganhando dinheiro vivo, mas, para poder dar aulas de teatro em uma escola, eu precisaria abrir uma conta bancária. Meu pai até foi participativo nesse processo. Ele me levou até o banco, conversei com a gerente dele e ele me ensinou como preencher um talão de cheques. Conhecimento esse que hoje não serve de nada. De resto, foi como se ele me colocasse na bicicleta sem rodinhas e me empurrasse em uma descida. Curiosamente, foi exatamente assim que ele me ensinou a andar de bicicleta, e o fim de ambas as experiências foi bem parecido: eu dando de cara com uma parede.

Depois de dois anos dando aulas de teatro para os pequenos, decidi procurar alguma outra coisa para fazer da vida. Um dia, mesmo sem estar ganhando nada, tentei passar o cartão de débito em uma compra, e ela foi aceita. Não entendi como isso aconteceu, já que não deveria ter saldo para a transação, mas aproveitei.

Nas próximas semanas, continuei usando meu cartão, até que uma hora não consegui mais. Tinha chegado ao limite do meu cheque especial. Chequei meu saldo negativo em um caixa eletrônico e, ignorante que era, pensei: "Quando eu voltar a receber, eu acerto essa conta". Cheguei até mesmo a fazer uns bicos e depositar uma quantia de dinheiro, mas não sabia que existiam juros no cheque especial. Descoberta essa que foi feita ao lado do meu pai, completamente transtornado com a minha irresponsabilidade que era apenas ignorância.

Felizmente, pouco tempo depois consegui um estágio e quitei minhas dívidas com o banco. Porém, durante anos, flertei com o negativo em minha conta bancária, como se fosse uma extensão do meu salário. Não faço ideia do quanto devo ter pagado em juros só por não ter o controle financeiro suficiente para não deixar meu dinheiro acabar. Foi preciso muito estudo e autocontrole para que, finalmente, eu aprendesse a não deixar meu saldo no negativo.

Segundo um estudo do SPC (Sistema de Proteção ao Crédito), seis em cada dez brasileiros não sabem o valor das taxas e dos juros que os bancos cobram nessa modalidade de crédito[11]. Além disso, o cheque especial é o terceiro maior vilão dos inadimplentes no Brasil[12], fazendo com que uma família já endividada afunde mais e mais por conta da modalidade. Portanto, se você não sabe, eu ensino.

O cheque especial é uma linha de crédito oferecida pelos bancos, que permite que você gaste um valor além do saldo da sua conta corrente. Isso significa que, se você estiver com saldo negativo, o banco ainda autoriza o pagamento até um limite estabelecido.

Porém, o uso do cheque especial tem custos. Os bancos cobram juros sobre o valor que você utilizar, e esses juros são normalmente muito altos, o que torna caro o uso prolongado do cheque especial. Além disso, dependendo do banco e do tipo de conta, pode haver tarifas adicionais ou custos de manutenção.

Ou seja: gastou 100? Terá que pagar 108. Gastou 1.000? Vai pagar 1.080. Não existe almoço grátis, amigo. O recomendável é usar o cheque especial com moderação, apenas em emergências, devido aos altos custos envolvidos. Ou você acha que bancos digitais que permitem que você abra uma conta de graça faturam apenas com pequenas taxas de manutenção? Aprenda: o lucro dos bancos não vem de ter clientes, vem de ganhar em cima de juros arrecadados das dívidas que você contrai.

O banco quer ver você devendo a ponto de estar pagando um pouco sempre, mas não devendo demais a ponto de nunca pagar nada. Por isso é tão simples e fácil ampliar o limite do cartão de crédito hoje. Com um clique no celular, você consegue contrair uma dívida que não será capaz de quitar por meses.

Entre os principais fatores de endividamento das famílias[13], o cartão de crédito está em primeiro lugar. Uma em sete pessoas da Geração Z tem cartão de crédito estourado[14]. O sistema se alimenta disso.

Vamos usar um exemplo hipotético aqui. Pedro é um jovem comum de classe média baixa. Se formou na escola e logo arranjou um emprego. Ao contrário dos anos em que era adolescente, agora finalmente ele tem dinheiro entrando na conta, pode se dar a alguns luxos e quer comprar aquele tênis da Nike que ele sempre sonhou.

Finalmente, aquela aquisição que sempre foi prometida no "na volta a gente compra" da sua mãe será feita e ele parcela o tênis de mil reais em doze vezes. Pedro está feliz, mas, acima de tudo, entendeu um prazer novo que ele nunca teve antes: ter aquilo que sempre quis, mas não podia. E, pode acreditar, Pedro vai fazer de novo.

Não precisa de muito tempo para o jovem acrescentar algumas outras parcelas de produtos. A cada mês que passa, a fatura vem mais alta, o salário dura menos, e ele precisa passar outros gastos no cartão, cuja fatura aumentará e custará progressivamente mais.

Para ajudar, o jovem tem um hábito de nunca conferir quanto tem na conta do banco, muito menos de acompanhar como está a fatura do cartão ao longo do mês. Até que chega um dia que Pedro jamais esquecerá: o dia em que a fatura do seu cartão de crédito é mais do que ele ganha de salário. Pedro começou o mês no zero e daí é só ladeira abaixo.

O banco ainda trabalha com requintes de crueldade. Ele permite que você pague um mínimo. Uma parte da fatia que você deve. Obviamente, depois cobrará o restante com juros. Então, ao pagar apenas o mínimo, no mês seguinte você tem o que devia — agora com juros — somado ao que gastou nesse mês zerado. E se você pagou o mínimo um mês, muito dificilmente estará pagando a fatura completa no próximo. Evite pagar o valor mínimo, pois os juros do crédito rotativo são altos e podem gerar uma dívida difícil de quitar. Não existe almoço grátis.

Mas não pense que nosso protagonista desistiu.

Para ele, não basta lascar a vida apenas de uma maneira, tem que ser com vontade. Ele descobre que está super fácil abrir cartão de crédito em um novo banco digital, e assim o faz. Começa então o incrível malabarismo de pagar uma fatura de cartão de crédito... com outro cartão de crédito. Até o dia em que ele precise de um empréstimo para poder pagar tudo que deve. Aí a dívida do cartão é transferida para outra instituição, mas rapidamente ele se embola com o banco novamente e não haverá banco no país em que ele não tenha uma conta aberta e um empréstimo para quitar.

E aí Pedro ainda insiste em pegar uma moto e se enfia em um financiamento.

O cheque especial é um empréstimo do banco. O cartão de crédito é um empréstimo do banco. Um financiamento é um empréstimo do banco. Todo dinheiro que não é seu e você usa no banco é um empréstimo. E acredite em mim: ele cobrará esse dinheiro de volta. Com juros, claro. Não existe almoço grátis.

Para alguns, as dívidas no banco são primordiais para ter o que comer no dia a dia, ainda mais em um país pobre como o Brasil. Porém, para outros, é apenas uma questão de má gestão do dinheiro. A vida adulta é um eterno administrar de tempo e dinheiro. Quanto pior estiver sua dívida, menos saúde mental você terá, além de torcer para que nada aconteça com seu emprego, sua única fonte de renda. Pior, terá que contar com a sorte para que nenhum acidente ocorra na sua vida. Chegará o momento em que trabalhará não mais para construir uma vida, e sim para pagar os juros do almoço grátis que comeu.

Nunca gaste mais do que pode pagar no mês. Use o cartão para gastos essenciais. Ou, pelo menos, tenha um limite do quanto gasta a cada mês. Esteja sempre de olho em como está a sua fatura no mês atual e nos próximos. Use o aplicativo do banco ou um controle manual para saber quanto está gastando. Aprenda a fazer um orçamento e controlar gastos.

Melhor conseguir dominar a parte tediosa de pagar contas e ter uma vida sem estresse do que agir irresponsavelmente com sua grana em busca de diversão e se complicar financeiramente por anos. É fácil contrair uma dívida nos dias de hoje, difícil é pagar.

LIÇÕES SOBRE DINHEIRO QUE SEUS PAIS NÃO TE ENSINARAM (MAS VOCÊ DEVERIA SABER)

ESTEJA DE OLHO NO SEU DINHEIRO

Quando eu não tinha controle da minha vida financeira, notei um comportamento que se repetia constantemente. Quanto mais perto do fim do mês, mais evitava olhar para o saldo da minha conta bancária.

Era um misto de vergonha e culpa de saber que estava próximo do negativo, mesmo tendo mais alguns dias para encarar antes do próximo salário. Continuava gastando sem noção de se tinha entrado no cheque especial ou se a próxima fatura do cartão quebraria minhas pernas no mês seguinte. Mesmo assim, repetia o ciclo de ansiedade de gastar sem pensar no que tinha e podia, torcendo para que o impacto no mês seguinte fosse menor do que esperava.

Foram necessários anos para eu conseguir ter educação financeira suficiente para controlar os meus ganhos e gastos, equilibrando as contas e finalmente pagando a fatura do cartão com relativa paz de espírito.

Nossa relação com o dinheiro é muito emocional, quando ela deveria ser simplesmente algo racional, baseada na equação de que uma pessoa deve gastar menos do que ganha. Simples. Mesmo assim, armamos a armadilha para nós mesmos, acumulando dívidas no cartão de crédito, entrando no cheque especial e fazendo compras que vão além da nossa capacidade.

De acordo com uma pesquisa divulgada pelo Serasa[15], pessoas endividadas costumam sentir sintomas como insônia, falta de concentração, ansiedade, constrangimento e tristeza. O acúmulo de dívidas pode prejudicar relações pessoais, afetar o desempenho no trabalho e até mesmo o desempenho sexual.

É fácil perder o controle de quanto dinheiro está devendo quando uma compra está a um clique ou a uma aproximação de ser feita, mas esse controle precisa ser feito. Gerenciar seu dinheiro com responsabilidade não será algo divertido. Você vai precisar abrir mão de alguns rolês com amigos, deixar de comprar alguns mimos extravagantes e com certeza abrir mão de ter alguns itens da moda.

Mas, em compensação, terá a paz de não precisar estar constantemente correndo atrás de pagar dívidas e, se souber juntar dinheiro bem, vai poder até se dar ao luxo de alguns mimos de tempos em tempos. Esteja no controle do seu dinheiro para que suas dívidas não estejam no controle da sua vida.

DEFINA UM LIMITE PARA O CARTÃO DE CRÉDITO

Não sou daqueles que demonizam o cartão de crédito e a necessidade que algumas pessoas têm de parcelar alguns produtos. Só quem teve algum perrengue de última hora e precisa de uma geladeira nova ou máquina de lavar roupas sabe como aquele pagamento em doze vezes pode salvar a sua vida.

Outro bom argumento a favor do cartão de crédito é o fato de que, hoje, diversos serviços e pagamentos são feitos diretamente pelo cartão de crédito, principalmente quando estamos falando de ferramentas internacionais, não existindo outra alternativa de pagamento.

Se bem usado, o cartão de crédito pode ser uma ferramenta útil para as finanças. O que precisamos aqui é manter o pagamento em dia e sob controle. O grande problema dessa modalidade de pagamento está em perder de vista o valor acumulado quando várias pequenas compras ou as parcelas de outros meses se acumulam.

Tenha sempre em vista quanto está sua fatura do cartão e defina um limite do seu orçamento mensal para ela, nunca deixando que a soma de parcelas de compras diferentes ultrapasse o valor mensal definido.

REVISE SUAS ASSINATURAS E SERVIÇOS

A única fidelidade que você deve é para seu parceiro ou parceira (e para seu time do coração). De resto, deixe que as empresas briguem para te manter por lá.

Com a portabilidade, ficou fácil trocar uma companhia de celular por outra. Evite contratos longos e esteja sempre de olho no que as concorrentes estão te oferecendo. Achou um pacote de celular mais barato com mais benefícios? Troque sem dó.

Hoje, pouquíssimas — para não falar nenhuma — empresas valorizam clientes de longa data. Para que valorizar um contrato longo com uma companhia telefônica que não te dá descontos ou não facilita sua vida? Vá atrás do menor valor.

Também crie o hábito de verificar mensalmente quais os serviços e assinaturas automáticas você tem e se realmente usa. Streamings, aplicativos, academia, o que for. Muitas vezes pagamos por serviços que não utilizamos por conta da renovação automática.

Com a facilidade da assinatura eletrônica, do mesmo jeito que um cliente abre uma conta em um streaming, ele pode encerrá-la. Não está assistindo a nada naquele serviço? Cancele sem medo. Tenha o hábito de buscar mensalmente o que pode cortar da fatura do cartão de crédito.

NUNCA GASTE ALTO SEM PLANEJAR ANTES

Hoje, sabendo como muitos consumidores colocam a emoção acima da razão, empresas de marketing investem em gatilhos de escassez e urgência para desligar o lado racional e fazer com que o desejo de possuir algo tome o controle.

Basta observar: sites que permitem compras com apenas um clique, marcas que lançam produtos em quantidades limitadas que se esgotam rapidamente, lançamentos anuais de novos modelos de telefones que todos querem...

Não se engane: seu desejo consumista não é algo natural. Ele foi alimentado por anos pelo sistema em que vivemos e, se você não assumir o controle, acabará escravizado por compras que não quer, feitas para agradar pessoas de quem nem gosta.

Nenhuma compra de valor expressivo deveria ser feita por impulso. Não há justificativa para uma decisão espontânea de comprar um carro, uma moto, um videogame, um tênis ou uma bolsa.

Crie o hábito de nunca gastar antes de planejar. Quer muito algo? Economize até ter o dinheiro necessário para comprar. Isso ajuda a evitar parcelamentos desnecessários e, se for apenas um desejo passageiro, quando finalmente juntar o valor, pode perceber que não quer mais o item e poupar esse dinheiro.

Outra dica essencial: nunca compre um produto no dia em que ele é lançado. Esse é, quase sempre, o momento em que está mais caro. Muitos itens perdem entre 20% e 30% do valor em apenas um ano. Muitas vezes, o que você realmente deseja não é o produto em si, mas o sentimento de possuir algo novo para preencher um vazio emocional.

Veja bem: em nenhum momento estou dizendo para renunciar aos seus desejos, mas sim para não sacrificar sua qualidade de vida apenas para satisfazer impulsos consumistas. Seu dinheiro provavelmente não vem fácil, então não é justo que ele vá fácil. Planeje suas compras e você terá tudo o que quer, sem se endividar para isso.

NÃO GASTE DINHEIRO QUE VOCÊ NÃO TEM

Até o dinheiro estar na sua conta, ele não existe.

É comum, especialmente no trabalho informal, as pessoas contarem com uma grana que supostamente vai entrar, baseando-se em promessas ou expectativas. Porém, é fundamental que esse dinheiro esteja de fato na sua conta antes de você se comprometer com gastos que, caso algo dê errado, podem virar um grande problema.

Confie, mas sempre com cautela. Enquanto não houver um contrato assinado ou o depósito confirmado, evite comprometer recursos que você ainda não possui. Essa prática simples pode evitar dores de cabeça, situações de inadimplência, além da sensação de frustração causada por depender de algo que não se concretizou.

REVISE TARIFAS BANCÁRIAS

Não pague por algo grátis só por preguiça.

Com a chegada dos bancos digitais que não cobram nenhuma tarifa, por que manter sua conta ou cartão de crédito em um grande banco?

Segundo um levantamento do Guiabolso[16], um brasileiro gasta cerca de 900 reais por ano com tarifas bancárias e anuidade de cartão de crédito. O valor médio despendido para pagar a anuidade dos cartões chegou a 340 reais. Para quem pouco movimenta a conta bancária, apenas utilizando serviços como realização de saques ou pagamentos de boleto, manter uma conta em um banco tradicional pode sair caro.

Muitas vezes, você está pagando por um serviço que sequer está usando, como emissão de talões de cheque. Sim, é impressionante o que passa nas letras miúdas de todos aqueles contratos que não lemos.

Se quiser dar uma segunda chance ao banco, tente ligar — sim, tal qual os antigos — e expressar seu descontentamento. Uma ameaça de mudança de banco faz com que algumas empresas zerem suas tarifas ou ofereçam pacotes exclusivos para tentar te manter.

E se não tentarem? Paciência, bora pro mais barato.

CUIDADO COM O MALABARISMO FINANCEIRO

De acordo com uma pesquisa do Google encomendada aos institutos Quantas e Liga Pesquisa[17], o brasileiro mantém, em média, conta em quatro bancos ao mesmo tempo. Duas dessas ele considera como sendo as principais.

Já é difícil gerenciar apenas uma conta no banco, quanto mais múltiplas contas ao mesmo tempo. Esse *multitasking* pode levar a esquecimentos ou erros, que podem fazer com que um cliente não pague as contas que precisa ou pague atrasado, gerando multas e juros.

Quando a pessoa utiliza mais contas para ter acesso a múltiplas linhas de crédito, se não conseguir manter um controle rígido, o risco de endividamento é alto.

E tenha uma coisa para si toda vez que for ao shopping ou a uma outra loja de departamento: você não precisa de mais um cartão de crédito. Ter linha de crédito não significa ter dinheiro, mas sim ter mais contas com que se preocupar no futuro.

Muitas lojas e vendedores se aproveitaram de um momento de vulnerabilidade ou empolgação seu para te empurrar um cartão de crédito de que você não precisa e provavelmente terá muitas dificuldades para conciliar e pagar.

PAGUE SUAS CONTAS NO VENCIMENTO

Pagar juros é o pior jeito de gastar seu dinheiro. Quando você paga juros por atraso de contas, está gastando uma quantia sem obter qualquer serviço ou produto em troca. É apenas uma penalidade por não ter gerido suas finanças de forma responsável.

Para evitar isso, pague suas contas antes do vencimento, garantindo que não acumulará encargos adicionais ou correrá o risco de ter algum serviço essencial, como água, luz ou internet, cortado por falta de pagamento.

Uma dica útil é colocar as contas de água, luz, gás, internet e outros serviços no débito automático.

No entanto, há um ponto de atenção: com o débito automático, pode ser fácil perder o controle sobre o valor das contas. Se não houver saldo suficiente na sua conta, pode acabar entrando no cheque especial, cujos juros são ainda mais altos do que os juros por atraso no pagamento de contas.

É importante compreender seu comportamento financeiro e sua capacidade de organização para usar o débito automático de maneira segura.

VENDA COISAS QUE NÃO USA MAIS

Aqui vamos ajudar a resolver dois problemas de uma vez só. Sabe quando sua casa está uma bagunça, cheia de coisas para organizar, mas parece que não há espaço suficiente para guardar tudo? E se você conseguisse se livrar dessa bagunça e ainda ganhar dinheiro com isso?

Objetos ou roupas que você não usa mais podem ser uma excelente oportunidade para liberar espaço e reforçar o orçamento. Aquilo que está parado na sua casa pode ser muito útil para outra pessoa. Considere vender esses itens em plataformas como Facebook Marketplace, OLX, Enjoei, Mercado Livre, entre outras. São ótimas opções para ganhar um dinheiro extra de forma rápida e prática.

Roupas, brinquedos, livros, ferramentas, móveis... Tudo que você possui e não utiliza está apenas ocupando espaço. Transformar esses itens em dinheiro não só ajuda a dar uma nova vida a eles como também proporciona uma sensação de organização e leveza ao seu ambiente.

Além disso, ao adotar essa prática, você está contribuindo para um consumo mais sustentável, permitindo que outras pessoas tenham acesso a produtos que, de outra forma, poderiam ir para o lixo. É uma maneira inteligente de unir organização, economia e consciência ambiental. Não subestime o impacto no seu orçamento que pequenas vendas trazem.

Aposta é o jeito mais burro de tentar ganhar dinheiro

Dinheiro na mão é vendaval.

— Paulinho da Viola

Não importa quanto seu influenciador favorito tente te convencer, aposta não é uma forma de investimento inteligente. Seja em esportes ou cassinos, apostas são a maneira mais fácil de perder dinheiro.

No desespero, algumas pessoas recorrem às apostas como uma tentativa de escapar de uma situação financeira complicada. Afinal, a ideia de arriscar cem reais e, possivelmente, transformá-los em mil em um aplicativo de apostas pode parecer mais atraente do que guardar dinheiro mês a mês. No entanto, na necessidade e no desespero, tendemos a justificar algumas de nossas decisões mais equivocadas com uma falsa racionalidade.

Toda aposta é, em grande parte, baseada na sorte ou no acaso. As chances de perda, na maioria das vezes, superam as de ganho. Para piorar, há um fator psicológico extremamente forte associado às apostas, que pode levar ao comportamento impulsivo, ao vício e a um ciclo constante de perdas.

Em busca de "recuperar" o dinheiro perdido, o viciado em jogos frequentemente recorre a empréstimos, usa crédito ou até vende bens de casa para tentar cobrir o prejuízo. Porém, na maioria das vezes, esse prejuízo não é recuperado, o que leva à acumulação de dívidas cada vez mais difíceis de pagar. E, quando o dinheiro finalmente chega às mãos dessa pessoa, em vez de ser usado para quitar as dívidas, acaba sendo direcionado novamente para o jogo.

Esse ciclo vicioso destrói a vida financeira de uma pessoa, afeta suas relações pessoais e familiares e pode, inclusive, desestruturar uma família inteira. O impacto vai além das perdas financeiras, trazendo consequências emocionais e psicológicas graves para todos os envolvidos.

Estudos da OMS já indicam que de 1% a 3% da população mundial apresenta algum grau de problema com jogos de azar. De acordo com outro levantamento da American Psychiatric Association, 50% das pessoas que têm problemas com jogo têm problemas como depressão e ansiedade.

Especialistas também apontam que viciados em apostas apresentam uma diminuição na capacidade de inibição e controle, que pode incentivar comportamentos impulsivos. Ou seja, o viciado em apostas vai perdendo o controle de evitar mais apostas e ainda está sujeito a abuso de outras substâncias — como álcool e drogas.

Muitos institutos ainda estão estudando o tamanho do impacto das apostas no orçamento dos brasileiros, mas os números já são bastante preocupantes. Segundo uma pesquisa de opinião feita pela Sociedade Brasileira de Varejo e Consumo (SBVC)[18], entre os apostadores, 63% afirmam que tiveram parte da sua renda comprometida com as apostas online; 23% deixaram de comprar roupas, 19%, itens de mercado, 14%, produtos de higiene e beleza e 11% deixaram de tomar cuidados com saúde e medicações.

Uma análise da consultoria Strategy&[19] apontou que as apostas representam o equivalente a 76% das despesas de "lazer e cultura" das classes D e E, as mais afetadas pelas apostas online, principalmente por conta do desespero.

Temos uma grande parcela da população que nunca recebeu nenhum tipo de educação financeira. O brasileiro comum já encontra dificuldade em pagar as suas contas com o que ganha normalmente. Nesse contexto desgraçado, as apostas vêm com um risco aceitável para conseguir um dinheiro extra. O problema é que a casa sempre ganha e famílias que já estavam endividadas têm complicado mais sua vida financeira por meio do jogo.

A situação é tão grave que a CNC (Confederação Nacional do Comércio) publicou um estudo chamado "O impacto econômico dos *bets*"[20], que mostra que — com as dívidas geradas por jogo — as apostas têm um potencial de reduzir em até 11,2% a atividade varejista, diminuindo em 117 bilhões de reais o faturamento do setor por ano.

As apostas não só têm o potencial de destruir o orçamento de uma família como também afetam a economia de um país. Mesmo com pouco tempo de regulamentação, o Brasil já é o país em primeiro lugar em visitas a sites de jogos de azar, com 15% do total global em 2024[21].

As apostas exploram um lado muito vulnerável de nossa psicologia. O lado otimista e esperançoso de que, com um golpe de sorte, a gente vai conseguir mudar a condição de vida.

O golpe vem mais baixo ainda com muitas das *bets* que chegaram ao país utilizando influenciadores para vender um discurso raso e criminoso de que as pessoas podem mudar sua vida.

Só no último ano recebi algumas dezenas de convites para trabalhar com sites de apostas. O dinheiro é alto: recebi ofertas como 100 mil reais por um vídeo no YouTube ou 10 mil por uma sequência de stories, além de participação em cima de valor gasto por meus seguidores na plataforma. É assim que pessoas que trabalham com internet são seduzidas a vender falsas esperanças para seus seguidores em troca de um dinheiro fácil, mas que empobrece aqueles que os seguem.

É um cenário caótico em que as pessoas preferem se endividar ou perder o pouco dinheiro que têm em troca de uma ínfima possibilidade de receber o dobro ou triplo do que já têm. Apostas vão destruir sua vida financeira, destruir sua saúde mental, te separar de sua família e gerar um prejuízo que demora anos para ser revertido, isso se conseguir reverter.

Economizar dinheiro é a maneira mais demorada de conseguir enriquecer, porém, é a mais segura.

Toda compra é emocional

Se você não consegue controlar suas emoções,
não conseguirá controlar o seu dinheiro.
— Warren Buffett

Saber lidar com dinheiro envolve muito planejamento, controle de despesas e tempo passado em planilhas do Excel, porém, acima de tudo, envolve controle emocional. Um bom exemplo disso é a Black Friday, que surgiu muito antes das promoções nas lojas como vemos hoje.

O termo "Black Friday" não tem uma origem estabelecida. Uma das primeiras vezes que foi usado ocorreu em 1869, nos Estados Unidos. Jay Gould e Jim Fisk elaboraram um esquema para influenciar a Bolsa de Ouro de Nova York. O movimento derrubou o preço do ouro em uma sexta-feira, causou pânico em Wall Street e o país passou por meses de turbulência econômica. Essa foi a primeira Black Friday, mas não a última, que seria associada a golpes.

Na década de 1950, donos de fábricas começaram a notar um fenômeno comum. Não importa se era na indústria automobilística ou na siderúrgica, a sexta-feira que precede o Dia de Ação de Graças apresentava um alto número de funcionários ligando para falar que estavam doentes. Muitos, embalados pela ressaca das comemorações, decidiram ficar em casa para se curar dos efeitos da bebedeira ou aproveitar mais um dia de descanso com a família, tornando a última sexta-feira de novembro um dia morto nas fábricas e empresas.

Esse mesmo período é marcado pela troca de estação nas lojas, tanto para o inverno como para as comemorações de fim de ano. Com a chegada do frio, muitas lojas sofrem para se livrar das peças da última estação.

Aos poucos, as lojas começaram a fazer saldões, buscando abrir espaço em seus estoques para a chegada da nova coleção e balancear o fluxo de caixa para o fim de ano. A partir da década de 1980, a ocasião foi ficando mais e mais popular, tornando comum até algumas lojas abrirem portas na madrugada para que os clientes pudessem aproveitar a queima de estoque. Com a chegada da internet, essas promoções passaram a se estender das lojas físicas para as virtuais. Agora, peguemos um avião até o Brasil.

Aqui, promoções e saldões sempre existiram, porém, mais atrelados à queima de estoque para entrada de outros produtos de uma nova coleção ou para balancear o caixa de uma empresa. Nunca tivemos algo como a Black Friday até alguém resolver exportar o hype da ocasião para aproveitar a popularidade que estava ganhando através de vídeos e memes de pessoas invadindo lojas.

A primeira Black Friday do Brasil aconteceu em 2010[22] de maneira discreta em lojas virtuais, mas não demorou muito para chamar a atenção do público pela promessa de descontos atrativos. Quem não gosta de um desconto, não é mesmo? Porém, o consumidor mais atento começou a perceber algo muito comum nos produtos oferecidos na Black Friday brasileira. Muitos deles eram vendidos pela metade do dobro.

Produtos que antes eram vendidos a cem reais, no começo do mês de novembro, passaram a ser vendidos a duzentos para que, na última sexta-feira do mês, ganhassem o verniz de desconto ao serem vendidos a cem novamente. Em alguns casos, o truque era mais sutil: o produto era vendido a noventa, oitenta... tudo isso para maquiar o desconto para que ele parecesse maior do que realmente era. Existiam descontos reais? Existiam. Porém, poucos eram tão "agressivos" como o prometido, o que na época gerou revolta nas redes sociais[23].

A prática foi pega por internautas mais atentos, mas isso não impediu que a Black Friday entrasse no calendário do varejo brasileiro. Muito menos que não fosse repetida até hoje de maneira mais sutil. Até hoje vemos marcas que têm feito a tática do dobro pela metade. Em vez de subir bruscamente um preço no mês anterior, já começam a subir gradualmente os valores a partir de agosto para que em novembro a queda pareça mais orgânica.

O que chega ao ponto que discutiremos aqui: o que faz com que muitos comprem na Black Friday não é o valor, é a queda de preço. "Não posso perder essa oportunidade", "O desconto está bom, né?", "Quando vou poder comprar com esse desconto de novo?". São esses os pensamentos que passam na cabeça do consumidor. Não é a necessidade de comprar o produto em si, mas o medo de não aproveitar o desconto.

Seu emocional manda mais nas suas compras do que a sua razão, e acredite: as marcas sabem disso e lucram muito com esse fator. São os famosos gatilhos mentais ensinados em qualquer curso de marketing ou vendas. Alguns são mais sutis, como o vendedor que faz questão de te estender a mão e perguntar seu nome ao entrar em uma loja, criando um laço que provavelmente fará você se sentir culpado ao sair dali de mãos vazias. "Ele foi tão simpático comigo. Vou pegar uma coisinha para ajudar."

Outros são mais agressivos. Frequento há alguns anos a mesma loja de calçados. Independente do modelo ou da marca, sempre que experimento um tênis e digo que vou pensar se vou levar ele ou não, o vendedor avisa: "Olha que esse é o último par". Nunca é, mas o sentimento de que aquele produto pode acabar talvez apresse alguns compradores a comprar no impulso. Grandes lojas online têm tecnologia de compra em um clique justamente para impedir que o consumidor pense duas vezes antes de comprar.

Outra prática muito comum de mercado já vem aplicada no preço do produto online. Muitas marcas com as quais trabalhei me davam cupons de 10 a 15% de desconto para oferecer ao público. Uma vez perguntei se esse desconto afetava o lucro da marca no final das contas. Foi quando descobri de um diretor de marketing que os 10% que serão usados de desconto já são pensados na precificação do produto.

Ou seja, não só o lucro da marca não será afetado como existe a margem para praticar esse desconto e tornar o produto mais atraente em ações com influenciadores ou promoções pontuais. O desconto já vem pensado de fábrica porque é sabido que o consumidor tende a diminuir suas resistências quando frente a uma promoção.

O lado sentimental de uma compra é o motor do marketing. Uma pesquisa do Institute of Practitioners in Advertising[26], do Reino Unido, avaliou estudos de caso de campanhas publicitárias bem-sucedidas, comparando a efetividade de campanhas focadas em uma abordagem mais emocional e outras com conteúdos mais racionais.

O resultado foi um desempenho duas vezes melhor dos conteúdos emocionais, com 31% contra 16% dos puramente racionais. No longo prazo, a efetividade dos conteúdos emocionais aumenta ainda mais. É só reparar na abordagem de algumas marcas em alguns comerciais: refrigerantes não tentam explicar por que são melhores que a concorrência, mas sim apelam para o fator nostálgico.

Em quantos eventos de família você não se reuniu com seus entes queridos enquanto falavam sobre a vida e bebiam um refrigerante? Quando você entra numa famosa rede de fast food do palhaço, não se recorda de memórias de infância com seus pais ou amiguinhos? Quantas vezes não foi influenciado a comprar uma roupa ou calçado porque era o modelo do seu atleta favorito?

Marcas gastam e gastarão milhões e milhões em contratações de atletas, celebridades e famosos para gerar um valor aspiracional em seus produtos. Lembro de, quando mais novo, querer um par de chuteiras igual ao do Ronaldo Fenômeno, porque acreditava que jogaria melhor com elas. Nunca tive, mas duvido que isso ajudaria nas minhas habilidades futebolísticas.

Todos nós já sonhamos em ser como nossos ídolos e, por mais longe que estejamos de protagonizar uma seleção campeã mundial ao estrelar um filme de Hollywood, ter aquela coisa que eles usam nos faz sentir um pouco mais perto de ser a celebridade. Os tênis da Nike e da Adidas calçaram seus pés de maneira igual. Um ou outro modelo pode ser mais confortável, porém, o fator de decisão final entre produtos na mesma faixa de preço será emocional: Qual me agrada mais? Por qual tenho mais carinho? Qual me sinto melhor vestindo? E isso não se aplica a pequenas compras de shopping: grandes compras também se valem dos mesmos valores.

Ao entrar em uma concessionária de carros, um consumidor será bombardeado por atributos que farão o mais caro parecer uma compra relativamente considerável. O vendedor provavelmente irá associar o modelo ao seu sucesso profissional, pessoal e até mesmo à manutenção de um casamento. Isso sem levar em conta o tanto de pessoas que trocaram de veículo porque ele não é mais o "carro da moda".

Poderíamos estender essa conversa para apartamentos com varanda gourmet para receber visitas em casa — algo que você fará duas, três vezes ao ano —, casas na praia para aproveitar as férias — ignorando os outros onze meses de manutenção e contas necessárias — ou o simples apelo para trocar de celular todo ano, apesar de o seu antigo ainda dar conta do recado. Toda compra é emocional.

Não estou dizendo aqui que você não merece um pouco de autoindulgência depois de trabalhar que nem um condenado em um emprego miserável com um chefe detestável. O problema é quando o controle de nossas emoções fica preso a aquisições financeiras.

De acordo com a pesquisa da OMS feita em 2022, cerca de 8% da população mundial sofria de oniomania, uma perturbação psiquiátrica crônica ligada a compras compulsivas. Comportamentos que afetam o orçamento familiar, levando ao endividamento e à inadimplência.

No sistema em que vivemos, é difícil cogitar um estilo de vida em que uma pessoa não precise fazer nenhum tipo de compra ao longo de uma semana ou mês, mas isso também não significa que devemos nos render ao bombardeio de ofertas inúteis de produtos que não precisamos.

Como podemos ensinar nossos filhos a terem boas decisões financeiras se não temos controle emocional diante das compras? Se estamos cercados dessas armadilhas para gastar nosso dinheiro, não seria sábio aprender como não cair nelas?

Ao encarar uma compra — ainda mais em um momento financeiro difícil —, devemos nos perguntar:

* Eu quero? Você agiu por impulso para suprir alguma insatisfação pessoal? Está agindo na pressa para aproveitar uma oportunidade que parece única?
* Eu preciso? Você pode querer um sapato, mas, se tiver mais de vinte na sua casa, será que mais um se faz necessário?
* Eu preciso agora? Ou posso esperar? Muitos produtos diminuem de valor com o tempo. Você pode esperar uma redução sazonal de valor ou só juntar o dinheiro para poder comprar aquilo sem precisar se endividar.
* Eu posso? Você querer e você precisar não significa que um produto caiba dentro do seu orçamento.
* Eu devo? Mesmo que responda sim para todas as perguntas, será que esse dinheiro não fará falta no longo prazo?

Acima de tudo, o mais importante é tirar os gastos do lado emocional e direcionar para um lado mais racional.

Nunca empreste dinheiro (nem seu CPF)

Não acredites nem nos que pedem emprestado, nem nos que emprestam; porque muitas vezes, perdem-se o dinheiro e o amigo... e o empréstimo.

— William Shakespeare

De todos os conselhos sobre dinheiro que posso te dar, leia este com bastante atenção: nunca empreste seu CPF a alguém.

As pessoas muitas vezes são irresponsáveis com a própria vida financeira. Sujam seus nomes no banco, acumulam cobranças, e essas dívidas acabam se transformando em uma grande dor de cabeça dentro de casa. Geram estresse familiar, afetam os planos para o futuro e comprometem a capacidade de sonhar com um amanhã mais próspero.

Se as pessoas fazem isso com o próprio dinheiro, com o próprio nome e com a própria vida financeira, pare e pense: o que você acha que elas farão com o seu dinheiro, nome e vida financeira?

É comum que algumas pessoas usem chantagens emocionais para obter favores financeiros. "Ora, eu sou seu amigo", "Você não confia em mim?", "Estou precisando muito, só posso contar com você".

Esse apelo à emoção, ao afeto e ao vínculo que temos com o outro muitas vezes nos faz ceder, movidos pelo carinho que sentimos pela pessoa. Porém, é importante lembrar que gostar do outro não significa que devemos ser irresponsáveis conosco. Afinal, as consequências das nossas decisões recaem diretamente sobre nós.

Com frequência, essa confiança emocional leva a situações complicadas: a pessoa pede seu CPF — basicamente, o seu nome — emprestado para parcelar uma dívida, retirar dinheiro do banco, financiar uma moto ou realizar alguma compra. Quando ela não honra com o compromisso, o risco não recai sobre o nome dela, e sim sobre o seu.

O mesmo vale para emprestar dinheiro. A partir do momento em que decide emprestar dinheiro para um parente, amigo ou alguém próximo, considere aquela quantia como perdida.

Isso porque, ao contrário de instituições financeiras, que têm regras claras e sistemas rigorosos para garantir o pagamento, emprestar dinheiro para alguém próximo é um ato baseado apenas na confiança — e, muitas vezes, essa confiança não é suficiente para assegurar o retorno do valor.

Quando uma pessoa pega dinheiro emprestado em um banco, ela se compromete formalmente a devolver o valor, com juros. Além disso, muitas vezes oferece garantias, como bens que podem ser tomados em caso de inadimplência. O banco tem meios legais para cobrar e recuperar o valor devido. Por outro lado, ao pedir dinheiro para um parente ou amigo, a única "consequência" de não pagar é a possibilidade de prejudicar a relação pessoal — algo que muitas pessoas não hesitam em fazer.

Infelizmente, é mais comum do que parece, mas muitas vezes o dinheiro emprestado é usado para objetivos que estão longe de serem necessidades reais. Algumas pessoas vão estragar uma relação pessoal para comprar um telefone novo, financiar um carro ou sustentar um estilo de vida luxuoso que não podem bancar. Nesses casos, quem sofre as consequências é o "tonto" que emprestou o dinheiro e nem curtir esses luxos pode.

Além do prejuízo financeiro, emprestar dinheiro pode trazer um impacto emocional significativo. Imagine ver aquela pessoa que te deve dinheiro — dinheiro que faz falta, que poderia estar investido ou guardado para uma emergência — desfrutando de jantares caros, festas ou viagens. Enquanto ela aproveita, você que passa raiva, frustrado por ter confiado em quem não valorizou sua ajuda.

O conselho aqui é claro: evite emprestar dinheiro sem estar preparado para perder aquele valor e lidar com as possíveis consequências no relacionamento.

É importante entender que, muitas vezes, ajudar financeiramente alguém próximo pode ser mais prejudicial para ambas as partes do que dizer um "não" desde o início. Proteger suas finanças e sua paz de espírito é um ato de cuidado consigo mesmo e, acredite, também pode ser uma forma de preservar suas relações pessoais.

O que estamos falando aqui é como uma versão moderna da fábula da cigarra e da formiga. A formiga — no caso, você — passa o verão inteiro trabalhando e guardando recursos para o inverno. Ela se prepara para os momentos mais difíceis, toma decisões seguras e maduras em relação à sua vida financeira. Enquanto isso, a cigarra — que pode ser seu amigo, seu tio, seu cunhado ou até, no pior dos casos, seus pais — toma decisões financeiras ruins, age com má gestão e enfrenta uma série de infortúnios. E aí, quando o inverno chega, a cigarra corre para bater na porta da formiga pedindo ajuda.

Como acontece em muitas decisões importantes na vida, você será confrontado por dois lados: o racional e o emocional. O lado racional dirá: "Não devo emprestar dinheiro. Não devo colocar meu nome em risco. Não posso permitir que alguém suje meu crédito e me traga dor de cabeça". Já o lado emocional, por outro lado, dirá: "Mas eu gosto muito dessa pessoa. Tenho carinho e afeto por ela. Quero ajudar".

Se tem condições de emprestar dinheiro sem que isso comprometa suas finanças e está disposto a ajudar de forma altruísta, faça-o. Dê o dinheiro sabendo que ele pode não voltar. Diga: "Quando puder, me pague de volta". Mas, se o retorno daquele dinheiro for algo essencial para você, se a ausência dele pode te causar dificuldades ou ansiedade, então a resposta deve ser não.

E aí está o grande dilema: muitas vezes não somos nós que nos sabotamos com más decisões financeiras, mas sim outras pessoas que usam nosso emocional contra nós. Mesmo sabendo dos riscos e das possíveis consequências negativas, cedemos. Deixamos o lado emocional superar o racional e tomamos decisões ruins motivadas por afeto. Na verdade, uma boa parte dos nossos erros vem do excesso de emoção no lugar da razão.

Agora, pense bem: uma pessoa usa o seu CPF para abrir um cartão de crédito, gasta de forma irresponsável, estoura o limite e não paga a fatura. No final, a conta não vai para ela. Vai para você. E, por mais anos de amizade ou carinho que existam, isso não vai te ajudar a pagar aquele boleto.

Portanto, tome cuidado. Proteger sua estabilidade financeira não é egoísmo, é responsabilidade.

"Ah, mas se eu recusar emprestar meu dinheiro para uma pessoa querida, ela vai deixar de gostar de mim, certo?" Provavelmente. E, muitas vezes, ela ainda vai recorrer à chantagem emocional para tentar convencê-lo: "Se você fosse meu amigo de verdade, faria isso por mim. Vai mesmo comprometer nossa amizade por uma coisa tão pequena quanto um CPF? Você sabe o quanto estou precisando. Somos amigos há tanto tempo, você confia em mim".

Aqui surge o paradoxo. Se não emprestar, a amizade pode sofrer um abalo, e essa pessoa ficará sem o benefício financeiro que deseja. Por outro lado, se você emprestar e algo der errado — como ela não pagar as dívidas, se desorganizar ou tomar decisões irresponsáveis —, quem vai arcar com o prejuízo é você. E, ainda assim, a amizade provavelmente será afetada. Ou seja, de qualquer forma, o desfecho tende a não ser positivo.

O emocional sempre tenta entrar nessa equação. É por isso que, em momentos como esse, é essencial recorrer à razão.

No final, proteger sua estabilidade financeira e emocional não é uma questão de egoísmo, mas de responsabilidade. Algumas amizades podem até resistir a essa situação; outras, infelizmente, não. E, se uma amizade depende exclusivamente de um empréstimo para sobreviver, talvez seja hora de repensar o quanto é um amigo que realmente vale a pena manter.

Pessoas são o seu maior ativo

A única maneira de ter um amigo é sendo um.

— Ralph Waldo Emerson

Nada dificulta tanto sua vida como uma pessoa disposta a te dar trabalho, e nada te dará mais acesso ao que deseja do que uma pessoa disposta a abrir portas.

São pessoas que vão te contratar. São pessoas que vão te demitir. São pessoas que vão te promover. São pessoas que vão te indicar numa mudança de empresa. São pessoas que vão te ajudar quando você precisar fazer uma mudança de uma casa. São pessoas que vão te dar um desconto numa promoção ou num produto. São pessoas que vão facilitar ou dificultar bastante a sua vida.

Mesmo a gente sabendo disso, ainda não gasta o tempo — ou esforço — necessário para entender as pessoas. Outros até mesmo consideram a solidão como um estilo de vida melhor de ser mantido do que estar sempre em contato com outros. Mais simples? Pode até ser. Mas nada te levará tão longe quanto conhecer as pessoas certas nos lugares certos. Foi o caso de George Foreman.

O boxeador foi o quinto de sete filhos de uma família humilde que residia em uma das mais perigosas regiões de Houston, no Texas. Tão perigoso quanto o lugar onde morava era o próprio George, que desde cedo se demonstrou bom de luta, arranjando brigas dentro de casa — os outros seis irmãos sofriam — e na rua.

Aos 15 anos, ele largou a escola e entrou para uma gangue local que aterrorizava a região. Por sorte, acabou sendo chamado para um programa social onde um dos responsáveis treinava boxe e reconheceu um possível potencial no jovem. Nascia assim uma lenda.

Foreman foi campeão olímpico e duas vezes campeão mundial, mas fez história com sua maior derrota: a luta contra Muhammad Ali, realizada em outubro de 1974, no Zaire, batizada de "Rumble in the Jungle" (algo como "A luta na floresta"). Muitos a consideram — eu incluso — a maior luta de boxe da história. Muitos livros, filmes, documentários, vídeos, podcasts e artigos contaram e muitos outros ainda contarão essa história. Um confronto épico onde Foreman, campeão dos pesos pesados, sem nenhuma derrota até então — 40 vitórias, 37 por nocaute —, aceitou lutar pelo título contra Ali, que havia sido banido do boxe por quatro anos por conta da sua recusa em se alistar para a Guerra do Vietnã.

Derrotado no oitavo round por uma das maiores lendas do esporte da história, George Foreman cravou seu nome na história do boxe naquele que é considerado por muitos o maior evento esportivo do século XX. Essa história de vida já seria lendária o suficiente, mas para muitos, o nome George Foreman só traz uma associação: churrasqueiras elétricas.

Bem longe dos ringues, no começo da década de 1990, Michael Bohem e Robert Johnson tiveram uma ideia brilhante: uma churrasqueira elétrica que cozinhava dentro de casa os dois lados da carne sem fazer sujeira, garantindo assim um churrasco rápido, limpo e delicioso que eliminava o máximo possível a gordura de um pedaço de carne.

O produto chamou a atenção da Salton, empresa de produtos de cozinha, que comprou a patente para a engenhoca e logo começou seu planejamento de marketing para o lançamento da peça. Para isso, precisavam de um rosto para protagonizar o produto.

Após sua aposentadoria como lutador, Foreman encontrou na publicidade um bom jeito de viver a vida. Dono de uma boa oratória, acabou se tornando garoto-propaganda de diversas marcas na época e conseguia manter muito bem seu estilo de vida longe dos ringues, porém ainda não tinha um produto que levasse seu nome — uma tendência muito forte do início dos anos 1990. Foi quando seu amigo, Sam Perlmutter, o chamou para um papo e disse que havia sido procurado pela Salton para colocar o nome de George em um dos seus produtos.

Foreman se interessou em saber quanto iria ganhar pelo negócio, mas, quando soube que parte do seu pagamento seria em cima de uma porcentagem na venda de cada um dos produtos, ficou menos entusiasmado com a empreitada. De qualquer maneira, confiante naquela ideia, seu amigo conseguiu uma amostra da famosa churrasqueira e mandou para a casa do boxeador — que, prontamente, a ignorou. Mesmo com a negativa, Sam ainda insistia para que ele desse uma chance à ideia.

Durante um encontro entre os dois na casa de Foreman, a esposa de George ouviu a conversa e o convenceu a experimentar o produto. Um hambúrguer foi escolhido para ser assado no que seria um dos maiores sucessos da era dos informativos de TV. Satisfeito com o resultado da carne, George decidiu que daria uma chance para a empresa usar seu nome para o lançamento em troca de 45% dos lucros em cada produto.

Em apenas cinco anos, o George Foreman Grill vendeu mais de 160 milhões de dólares em produtos. O sucesso foi tanto que a Salton decidiu fazer uma oferta para que pudesse usar o nome do lutador para sempre e, assim, ele embolsou mais 137 milhões de dólares para sua conta, além de alguns outros cachês por comerciais que fez ao longo dos anos.

Esse valor é uma das maiores quantias já pagas por uma licença de nome e, se não fosse pelo contrato da Nike com Michael Jordan em 1984, o acordo de George Foreman com a Salton seria considerado o melhor contrato de patrocínio na história do marketing esportivo. Tudo isso por um amigo certo no lugar certo.

Talvez você não tenha um amigo certo para te indicar para um acordo multimilionário — também compartilho dessa frustração —, mas pode ter o amigo certo para te garantir pelo menos um emprego.

Uma pesquisa divulgada pela consultoria The Adler Group afirma que 85% das oportunidades de trabalho são preenchidas por meio de indicações da rede de contatos[27], ou seja, ter bons contatos te ajudará a se manter empregado. Mas boas relações de amizade vão além disso: manter boas relações fortalece a sua rede de apoio. Essa palavra tão simples pode ser a diferença de uma vida adulta de qualidade ou uma vida solitária e mais sofrida.

Basicamente, uma rede de apoio é o conjunto de pessoas em quem confiamos e com quem podemos contar em momentos de necessidade. Ela pode incluir amigos, familiares, colegas de trabalho, entre outros. São pessoas com as quais você vai poder contar, que darão apoio emocional para dividir medos e frustrações ou apenas desabafar no fim do dia. É deles que a ajuda virá nos momentos de necessidade.

Uma pessoa entende o tamanho e a qualidade da rede de amigos que tem quando precisa de ajuda. Quando necessita de apoio para fazer uma mudança ou tem que deixar o filho com alguém para ir a algum compromisso. É dessa rede de apoio que virão também os bons momentos que nós lembraremos ao longo da vida: os almoços aos domingos, festas de aniversário, batizados, casamentos, jantares entre amigos e família.

Construir bons laços é algo tão complexo e relevante que diversas obras já foram escritas sobre o tema. *Como fazer amigos e influenciar pessoas*, escrito em 1936 por Dale Carnegie, já vendeu mais de 30 milhões de cópias ao redor do mundo e continua na lista dos livros mais vendidos. Não é fácil fazer amigos. Construir e cultivar uma rede de apoio de qualidade exige algumas coisas: tempo, reciprocidade e empatia.

É preciso tempo para construir relações sólidas, não basta clicar em um botão de adicionar amigo nas redes sociais. Não apenas tempo, mas tempo de qualidade. Você pode passar uma vida inteira sentado ao lado de uma pessoa no bar todos os dias e não saber nada que se passa com ela. Até mesmo dedicando tempo, às vezes somos surpreendidos com revelações de amigos próximos.

Tenho inúmeros casos de amigos que estavam passando por problemas pessoais como divórcio, falta de emprego ou dinheiro, sem nunca sequer contar para seus amigos mais íntimos. No mais grave dos casos, doenças como câncer e depressão passaram batido pelas rodas de conversas. Não basta só estar o tempo todo lá, mas sim fazer aquele tempo contar.

Pergunta: "Como você está?". Todo mundo pergunta, mas uma boa amizade é formada em realmente querer saber a resposta para essa pergunta.

* Está bem mesmo?
* Como anda o seu relacionamento? Tudo bem com seus filhos?
* E o trabalho, como está? Tem algo rolando na empresa? Como tem lidado com o seu chefe?
* Como anda sua saúde mental? Tem conseguido descansar bem? Tem se exercitado?
* E seus pais, como vai a saúde deles?

É preciso ir além do "E aí, tudo bem?" para saber como o outro está. Tudo isso vai precisar de tempo. Tempo para criar intimidade para surgir essa pergunta nas suas interações. As pessoas às vezes vão precisar de você e será preciso abrir espaço na sua agenda para ir a esses compromissos. Terá que abrir mão do tempo de descanso ou de fazer qualquer outra coisa para dar uma ajuda a um parente ou amigo.

Para homens, isso é mais difícil ainda, porque somos acostumados a manter uma barreira de proteção nas nossas relações. Como se fingir que algo não está acontecendo realmente fizesse aquilo não acontecer.

A reciprocidade vem do simples fato de que não basta querer um bom amigo. É necessário ser um bom amigo também. Parte de uma boa amizade é o princípio altruísta de dar sem esperar qualquer tipo de recompensa de volta. Um princípio muito difícil para uma geração onde o eu está cada vez mais no princípio de tudo. Uma boa amizade é saber trocar o "o que eu ganho com isso" por "o que o outro precisa de mim".

Obviamente, não estou sugerindo que você seja servo de ninguém. Se acredita que apenas seu lado doa em uma amizade, algo está errado, mas é necessário entender um pouco de proporcionalidade também. Não podemos exigir que o outro aja como nós agiríamos, apenas entender que o outro agirá como ele pode agir dentro dos princípios, valores e criação dele.

Um conselho: não espere que o outro faça o que você faria, espere que ele faça o que é capaz de fazer.

Temos o vício de projetar no outro uma pessoa perfeita ao invés de contemplar a pessoa real. Esse é um bom amigo ou um amigo ruim? Um amigo só será bom quando ele agir exatamente do jeito que a gente espera? Isso é empatia, uma das qualidades mais esperadas dentro de qualquer relação. É a nossa capacidade de compreender e compartilhar os sentimentos de outra pessoa. Envolve-se colocar no lugar do outro, percebendo suas emoções e experiências sem julgamentos.

Amizade é isso, uma relação de mão dupla, em que o apoio e a confiança são trocados. Além de oferecer suporte, também precisamos estar dispostos a ajudar os outros quando necessitarem. É fácil ser uma "pessoa de pessoas"? Não, longe disso.

Exigirá tempo, interesse genuíno e, muitas vezes, esforço físico para carregar alguns móveis quando um amigo pedir. Mas acredite: quando começar a ver os benefícios de onde relações pessoais conseguem te levar, as portas que conseguem abrir e complicações que conseguem facilitar, você dará valor a todo esforço colocado em cada relação.

Fazer amigos é fácil (até se tornar difícil para caramba)

Nascemos para cooperar, como os pés, as mãos, as pálpebras, os dentes superiores e inferiores. Agir uns contra os outros, então, é contrário à natureza.

— Marco Aurélio

Ninguém ensina a gente a fazer amigos, a gente apenas faz.

Aos meus quinze anos, fazer amigos parecia uma das coisas mais fáceis de se fazer. Nunca fui muito tímido e frequentava alguns grupos diferentes.

Tinha os amigos de futebol da rua, com os quais eu frequentava quadras de futebol públicas. Enquanto aguardávamos dois gols ou dez minutos, formávamos laços através de conversas, discussões e até mesmo brigas. Morreríamos um pelo outro nas partidas de futebol que não valiam nada, mas para a gente significavam tudo.

Também tinha meu grupo de amigos da escola, com quem era obrigado a conviver das sete da manhã até o meio-dia. Dividíamos lanche nos intervalos das aulas, conversávamos sobre nossos amores, sobre futebol e sobre os filmes da sessão da tarde do dia anterior. E para terminar, meus amigos do grupo de teatro.

Eu frequentava um grupo para montagem amadora de peças, onde acabei acessando pessoas diferentes, um pouco mais velhas — algumas já na faculdade. Era um caldeirão de conhecimento para um adolescente. Fui apresentado a livros, filmes, músicas e peças que formam meu gosto intelectual até hoje. Cada novo grupo de amigos trazia dinâmicas diferentes, pessoas com personalidades novas para lidar e atividades que formaram nossos laços.

Nenhum parente meu me ensinou a me relacionar com pessoas. Acho que com todo mundo é meio assim. Em nenhum momento uma pessoa pensa: "Esse será meu melhor amigo para sempre". Provavelmente, foi algo simples, como "preciso de alguém para completar o time para o interclasses da escola", e juntos sangraram nas trincheiras dos jogos escolares e formaram uma amizade que nada poderá abalar por anos, sendo sacramentada em comentários como "lembra daquele pênalti que você perdeu na final?". Fazemos boa parte dos nossos amigos sem querer fazer.

Uma boa parcela das pessoas mantém o mesmo círculo de amizade feito na escola ou faculdade por anos. São aquelas pessoas que encontramos em lugares que fomos obrigados a frequentar: escola, cursos, faculdade, trabalho...

Porém, uma coisa de que falamos pouco é sobre como essa habilidade de se conectar parece desaparecer após determinado momento da nossa vida. E existe um termo técnico para isso: recessão das amizades. Batizado pelo pesquisador Richard Reeves, essa é a perda gradual da nossa habilidade de construir laços afetivos ao longo da vida. Quanto mais velho fica, menos amigos consegue reter e menos ainda consegue se conectar com novas pessoas.

O primeiro é por uma questão de tempo: quando se é mais novo, temos menos coisas para fazer, passamos mais tempo de bobeira e temos mais momentos para ver amigos e fazer atividades em comum, como jogar bola, videogame ou ver séries.

Quando a vida adulta chega, as responsabilidades se tornam prioridade e aquele tempo vago que tínhamos para manter as amizades é trocado por tempo que passamos tentando pagar contas e manter a casa em ordem. Em grandes cidades, com o aumento da criminalidade e a insegurança, o costume de parar no portão para papear com os vizinhos ou amigos simplesmente foi trocado por aquela mensagem no zap que demora dias para ser respondida.

Outro fator cruel é que, quanto mais velhos ficamos, mais fechados vamos nos tornando. Carregamos julgamentos, experiências boas e ruins, e ficamos menos abertos para novas conexões. Olhe para uma criança em um parquinho. Ela não precisa de muito para rapidamente fazer um amigo e brincarem juntos a tarde inteira. Em contrapartida, já fiquei por horas em uma sala de espera com pessoas que sequer trocaram um "boa-tarde". Com o celular, então, carregamos a ilusão de que nossos amigos estão sempre conosco e de que não precisamos interagir com os outros ao nosso redor.

Então, chegam os trinta e poucos anos. Seus amigos de infância ou faculdade se casaram, se mudaram ou simplesmente sumiram — não postam nada em redes sociais ou não respondem mais nos grupos de WhatsApp. As sextas-feiras que antes pareciam tão ocupadas agora viraram um tédio. Você não tem com quem sair e, pior, não sabe onde encontrar companhia para dar um rolê. Ninguém ensina a gente a fazer amigos, e só percebemos isso da pior maneira possível, quando estamos sozinhos, olhando para o celular, esperando uma ligação.

Segundo Reeves, a solidão pode ser tão prejudicial à saúde quanto fumar quinze cigarros por dia. Nosso estilo de vida moderno também não contribui para a formação de novos laços. O excesso de tecnologia tem nos roubado o tempo que era gasto formando novas amizades. Em vez de conversar com nossos vizinhos, como fazíamos antigamente, nos trancamos na sala de casa com o TikTok.

Relacionamentos exigem esforço. O primeiro grande conselho para quem busca fazer novas amizades é que ninguém faz amigos por inércia. Você nunca conhecerá ninguém parado em sua casa sem sair do lugar. A melhor maneira de se conectar é encontrar gostos em comum através de hobbies e paixões. Pessoas que gostam e frequentam lugares com os quais você provavelmente se identificou com seus gostos e vivências.

As possibilidades são infinitas. Podem ir desde um hobby simples, como uma aula de pintura ou desenho, algo um pouco mais dinâmico, como uma aula coletiva de crossfit ou arte marcial, até um propósito mais nobre, como voluntariado ou uma ação social, ou mesmo através da sua fé. Quer conhecer pessoas? Vá a um lugar onde tenha pessoas. No pior dos casos, pelo menos ficou entretido ou entrou em forma se exercitando. Mas não deixe de tomar uma atitude ativa na hora de construir relações.

O brasileiro adora um grupo do WhatsApp. Não tenha medo de se convidar para entrar no grupo da atividade que está frequentando. É lá que ficará sabendo das fofocas, novidades e encontros da galera. Não tenha medo também de tomar atitude. Convide pessoas para um almoço, açaí ou cerveja após a aula. Ninguém faz amigos de barriga vazia.

Uma das paixões da minha vida sempre foi desenhar. Porém, nunca tinha tido a oportunidade de estudar desenho quando era mais novo. Um pouco mais velho, matriculei-me em uma aula de desenhos. Não demorou muito tempo para, depois de cada aula, marcar de jantar para papear. Falávamos de desenhos, filmes, ilustrações, mas também sobre a vida, amores, frustrações, sonhos. Intimidade vem com o tempo. E, com o tempo, também começamos a marcar encontros em outros momentos. Não era incomum marcarmos de ir a algum café ou padaria para papear e desenhar juntos.

Foi nesse grupo que descobrimos que outros desenhistas de São Paulo se encontram de tempos em tempos em um famoso restaurante para comer, desenhar e fazer um grande networking. Logo, nosso grupo foi se conectando a outras pessoas que estavam fora da aula de desenho, o que ajudou a muitos dos meus amigos a encontrarem oportunidades de trabalho e me ajudou a entrar em contato com diversos artistas para pautas e entrevistas que fiz na minha época de redação. Pessoas te conectam a outras pessoas.

Em 1967, o psicólogo social Stanley Milgram criou a teoria dos "seis graus de separação", que sugere que qualquer pessoa do mundo está conectada a qualquer outra por no máximo seis conexões. Ou seja, é possível traçar um caminho até uma celebridade ou figura ilustre em qualquer lugar do mundo através de apenas seis contatos. Ao fazer mais conexões, você fica mais próximo de conhecer um possível futuro amigo, chefe, cliente ou amor da sua vida. Quanto mais você se expõe a novas pessoas, maiores as chances de fazer amigos. Porém, é preciso lidar com algumas rejeições no meio do caminho.

Nem todo mundo que você conhecer no caminho irá se tornar — ou sequer quer ser — seu amigo, e está tudo bem. Tente focar as conexões que fluem naturalmente e que não precisam de muito esforço. As maiores amizades nem sempre acontecem de uma hora para outra. É preciso tempo para construir laços profundos. Porém, quanto mais tempo solitários, mais nos afundamos na solidão.

Um pensamento comum de pessoas solitárias é achar que ninguém mais se importa com elas. Nos últimos anos, a solidão tem se tornado um problema de saúde em alguns países, como Grã-Bretanha e Japão, chegando ao ponto de esses países criarem seus próprios Ministérios da Solidão para lidar com o fenômeno que aflige a população. Esse isolamento social está diretamente atrelado ao agravamento de diversos problemas de saúde mental, como aumento do transtorno de ansiedade generalizada, depressão e casos de suicídio.

Historicamente, os males da solidão estavam associados à população mais idosa, mas, com o passar dos anos, ela tem afetado outras faixas etárias. Estudos hoje apontam que o tempo dos jovens com os amigos foi reduzido em 70% nas últimas duas décadas[28].

O estilo de vida também afeta muito a qualidade de nossas relações. Em grandes cidades, boa parte da população passa muito tempo se deslocando de um canto para o outro, somado com escalas de trabalho abusivo e a necessidade de fazer um bico para completar a renda.

Sobra pouco tempo para a interação social, e ela acaba perdendo a prioridade quando precisamos levar comida à mesa. Além disso, faltam espaços seguros onde pessoas possam se reunir e interagir livremente umas com as outras.

A tecnologia e as redes sociais também atrapalham muito o desenvolvimento de boas relações. Hoje, caso tenha um problema na sua casa, uma pessoa provavelmente preferirá buscar uma solução online ou contratar um profissional via aplicativo do que tocar no vizinho para pedir ajuda. A perda dessas pequenas interações do dia a dia em prol dos nossos celulares matou o combustível das relações humanas. Ao sair da escola ou faculdade, um adulto precisa de apenas três ou quatro anos para ver seu círculo de amizades reduzir muito e a pergunta surgir: "Cadê todo mundo que estava aqui?".

Entenda: solidão não é uma sentença. Não é porque você está sozinho hoje que precisa continuar amanhã. Toda pessoa merece interação social de qualidade. Para se sentir querida. Para se sentir viva.

Investir em interações sociais e na criação de um bom círculo de amizades é um exercício de saúde mental. Se as pessoas são o seu maior ativo, invista nelas e gaste esforço genuíno pensando nisso, do mesmo jeito que pensa em seu dinheiro e trabalho.

* Como se relacionar com pessoas que possam somar a você? Com quais atividades sociais você se identifica e pode se conectar a outras pessoas? Quais lugares pessoas parecem interessantes frequentar e aos quais você poderia ir também? Se matricule em aulas, cursos, esportes. Frequente clubes, eventos, academias, igrejas. Vá encontrar sua turma.
* Como melhorar e estreitar suas relações? Como manter o contato com pessoas de quem gosta e não deixar a relação esfriar? Como ter mais tempo de qualidade com pessoas que importam para você? Marque jantares,

cafés, jogos de futebol, saídas para tomar cerveja. Se o outro não tomar iniciativa, tome você.

* Como ser útil para as pessoas? Não espere apenas que os outros sejam bons amigos. Seja um bom amigo também. Ajude quem está passando por um perrengue. Ajude a subir uma laje, a mudar de apartamento ou só ouvir um amigo que precisa desabafar.

Pessoas podem te decepcionar muito. Podem causar traumas profundos e dores de cabeça para carregar por uma vida toda. Porém, pessoas podem te resgatar dos buracos mais fundos da sua existência. Te dar conforto e apoio nas horas mais difíceis.

Entre seguir sozinho e acompanhado, eu escolheria mil vezes seguir acompanhado.

LIÇÕES SOBRE PESSOAS QUE SEUS PAIS NÃO TE ENSINARAM (MAS VOCÊ DEVERIA SABER)

AMIZADES SÃO COMO ROUPAS

Nos anos 1990, a moda era vestir camisas coloridas. Muito coloridas. Cores neon berrantes, tie-dye, estampas chamativas de personagens dos Looney Tunes ou alguns símbolos famosos da época, como o logo do Olodum.

Hoje não faria sentido para mim me vestir assim. Nós estamos acostumados a rever nossas escolhas de tempos em tempos. Por que não estender esse raciocínio para nossas companhias?

Amizades são como roupas: precisamos aprender a trocá-las também. O que fazia sentido alguns anos atrás pode não fazer mais hoje. Algumas amizades, assim como certas roupas, simplesmente não combinam mais com quem nos tornamos — ou, para ser direto, são de mau gosto mesmo.

Pense assim: se alguns anos atrás fazia todo o sentido dar um rolê vestindo calça skinny, um Adidas Springblade e uma camisa gola V que ia até o umbigo, hoje você provavelmente sentiria vergonha de aparecer assim. O mesmo vale para algumas amizades.

Aquela pessoa com quem você saía para encher a cara e curtir como se não houvesse amanhã quando era adolescente pode não ser a melhor companhia agora que é um adulto responsável, com família, projetos de vida e preocupações maiores que a daquela bebedeira no final de semana.

Precisamos aprender a rever nossas amizades. Não só repensar as antigas, mas também investir em novas — amizades que façam sentido com a pessoa que somos hoje e com os objetivos que temos agora. O que não dá é ficar preso a relações que não nos fazem bem ou, pior ainda, queimam o nosso filme.

Então, da mesma forma que é hora de se livrar daquela camisa gola V que insiste em não sair do seu guarda-roupa, também é hora de deixar para trás amizades que já não servem mais. Abra espaço para algo novo, algo que realmente combine com a sua vida atual.

CUIDADO COM OS FALSOS

Algumas pessoas apenas falarão o que você quer ouvir para ter algum benefício. Desde pagar uma cerveja gelada no bar até conseguir um emprego na empresa em que é dono.

Nossas emoções nos conectam com pessoas, mas também podem ser usadas para nos manipular.

Alguns, por mais curioso que pareça, gostam de ter pessoas falsas ao redor. Isso acontece porque satisfaz o ego delas.

Elas oferecem atenção, elogios fáceis e colocam a outra pessoa em um pedestal imaginário, como se fossem fãs incondicionais. Esse comportamento pode ser viciante, criando uma ilusão de importância que mascara a verdadeira intenção por trás das relações.

No entanto, o grande problema com as pessoas falsas é o caráter descartável de suas interações. Assim que conseguem o que desejam — seja informação, status ou benefícios pessoais —, elas descartam os outros como se fossem meros objetos.

Essa atitude é um alerta para a fragilidade dessas conexões. Quando a base de uma relação é construída em interesses próprios e manipulação, ela não resiste à primeira tempestade.

Infelizmente, nem sempre é possível se livrar das pessoas falsas. Em muitos casos, convivemos com elas diariamente. Nessa convivência inevitável, é fundamental manter a lucidez.

Não devemos nos embriagar com palavras agradáveis ou promessas vazias. O verdadeiro caráter de alguém está em suas atitudes, não em suas palavras.

Quando você se depara com alguém que constantemente fala mal dos outros pelas costas, é natural se perguntar: será que essa pessoa não fala mal de mim quando não estou presente? Essa dúvida é válida e deve servir como um sinal de alerta. Pessoas falsas frequentemente agem movidas pela conveniência, estando em lugares ou rodeadas de quem lhes traga algum tipo de benefício, mesmo que sejam alvos de críticas em outros momentos.

Esse comportamento expõe uma falta de coerência que, cedo ou tarde, se torna evidente. A pessoa falsa está sempre disposta a puxar o tapete de quem quer que seja para alcançar seus objetivos. E o pior: fará isso com um sorriso no rosto, fingindo inocência, como se fosse incapaz de causar qualquer dano.

Diante desse cenário, o cuidado se torna uma ferramenta essencial. É preciso desenvolver um senso crítico aguçado para identificar padrões de comportamento e evitar cair nas armadilhas das falsas intenções. Estar atento às motivações por trás de palavras doces ou atitudes aparentemente generosas é uma forma de proteção.

Mais importante ainda, devemos aprender a priorizar relações que sejam construídas com base na sinceridade, no respeito mútuo e na confiança. Cercar-se de pessoas verdadeiras pode não parecer tão glamoroso quanto ter um círculo cheio de bajuladores, mas é a única forma de construir uma base sólida para o crescimento pessoal e emocional.

A convivência com pessoas falsas pode ser desgastante, mas ela também nos ensina algo valioso: a importância de valorizar quem realmente está ao nosso lado, sem máscaras. Na dúvida, observe, questione e, acima de tudo, confie nos seus instintos. A verdade sempre encontra uma maneira de se revelar.

CONHECER PESSOAS É UMA HABILIDADE

Na psicologia, existe um conceito chamado exposição gradativa. Ele é amplamente utilizado para lidar com medos, inseguranças e fobias, e também pode ser aplicado de forma eficaz para quem tem dificuldade em conhecer pessoas, interagir socialmente e fazer amigos.

Se sente que tem dificuldades em se conectar com outras pessoas, esse pode ser o melhor caminho para praticar. A exposição gradativa consiste em enfrentar suas inabilidades de maneira gradual, segura e progressiva, construindo confiança passo a passo. Trata-se de um processo em que você sai aos poucos da sua zona de conforto e desenvolve habilidades sociais de forma natural e sustentável.

Vamos começar com um exemplo simples: você sente dificuldade em abordar alguém para iniciar uma conversa? Um primeiro passo pode ser dar um simples "bom dia" a pessoas que estão no seu dia a dia, mas com quem você não tem nenhum vínculo emocional significativo. Isso pode incluir o caixa do supermercado, o porteiro, o zelador, o cobrador do ônibus ou a recepcionista do prédio. Esses pequenos gestos são interações sociais de baixo risco, ou seja, mesmo que algo saia diferente do esperado, não há grandes consequências.

Uma vez que isso se torne natural e fácil, você pode avançar para o próximo passo: puxar assuntos curtos e casuais. Experimente comentários simples e cotidianos, como: "Será que vai chover hoje?", "O ônibus está mais cheio ultimamente, né?", "E o Timão, hein? Será que ganha algo este ano?".

Essas conversas são inofensivas e muitas vezes convidam a outra pessoa a responder de forma amigável, criando um terreno fértil para futuras interações. Aos poucos, essas pequenas interações te deixarão mais confortável em lidar com pessoas, e você perceberá que a ansiedade inicial diminui.

Depois de ganhar confiança com interações casuais, você pode começar a aplicar essa habilidade em ambientes mais próximos, como o trabalho. Cumprimente colegas de forma regular, faça perguntas simples e, quando sentir que está pronto, permita que as conversas fluam naturalmente para assuntos mais amplos. Esse processo pode ser feito dia a dia, semana a semana, sem pressa. O mais importante é respeitar o seu próprio ritmo.

Vale lembrar que conhecer pessoas é, sim, uma habilidade que pode ser desenvolvida e aprimorada. Grandes autores como Dale Carnegie, no já comentado *Como fazer amigos e influenciar pessoas*, mostram que há técnicas práticas para melhorar sua capacidade de se conectar e criar relacionamentos. Não se trata de algo inato; é uma competência que pode ser treinada.

Um dos maiores desafios que enfrentamos ao tentar melhorar nossas habilidades sociais é a tendência de nos escondermos atrás de justificativas, como: "Eu não sou bom nisso, então nem vou tentar". Essa mentalidade nos mantém presos em uma zona de conforto criada pelo medo e pela insegurança, como se fosse uma sentença definitiva. Mas não é.

Reconhecer uma fraqueza não significa desistir dela. Ao contrário, é uma oportunidade para trabalhar e crescer. Se você encontrou uma dificuldade em sua habilidade de se conectar com pessoas, encare isso como um sinal de que há espaço para desenvolvimento.

As pessoas são o seu maior ativo. Elas nos oferecem apoio emocional, oportunidades de trabalho e crescimento pessoal e social, além de enriquecerem nossa jornada com experiências compartilhadas. Quando limitamos nossa capacidade de interagir, acabamos restringindo também muitas possibilidades em outras áreas da nossa vida.

Portanto, não deixe que uma limitação momentânea se torne um obstáculo permanente. Procure ajuda profissional, como um terapeuta ou psicólogo, que pode orientar você nesse processo de superação. Eles podem oferecer ferramentas e estratégias específicas para lidar com suas dificuldades e vencer barreiras internas.

A vida social é um aspecto importante do nosso bem-estar geral. Não se condene à solidão simplesmente porque acredita que não tem habilidades com pessoas. Essa crença pode ser desafiada e transformada. Pequenos passos feitos de forma consistente têm o poder de criar mudanças duradouras.

HABILIDADES INTERPESSOAIS

Durante nossa infância e adolescência, damos valor demais às notas e valor de menos a outras habilidades.

Crescemos acreditando que o melhor aluno da classe — aquele que tira as melhores notas e passa em primeiro lugar no vestibular — será, inevitavelmente, o profissional mais bem-sucedido. Mas a lógica do mundo real nem sempre segue essas regras.

Vou usar como exemplo um colega de classe, o Capota. Ele era, de longe, um dos piores alunos da turma. Chegava atrasado, com sono, mal prestava atenção nas aulas e parecia desinteressado no conteúdo. Mas, ao mesmo tempo que era um péssimo aluno, o Capota era um excelente amigo.

Estava sempre interessado nas pessoas ao seu redor, era ótimo em integrar grupos, animar os rolês e organizar compromissos. Era aquele tipo de cara que você sempre quer por perto. Não à toa, nós, seus amigos, fazíamos de tudo para ajudá-lo a passar de ano — mesmo que ele insistisse em se sabotar com um comportamento desleixado, péssimo relacionamento com professores e total desatenção às matérias.

Lembro até hoje de ouvir uma professora dizendo que o Capota nunca seria nada na vida. Daquelas frases que adulto nenhum deveria proferir a um adolescente, mas, na sua ânsia por pequeno poder, ela se sentia na autoridade de condenar um jovem ao fracasso.

Anos depois, encontrei o Capota em um evento. Conversamos, matamos a saudade e atualizamos nossas vidas. Foi quando descobri que, anos após o colégio, ocupava um cargo de destaque em uma importante agência de publicidade em São Paulo. Em sua carreira, trabalhou com gigantes como Netflix, Centauro, Coca-Cola, Samsung, Spotify, Skol, entre muitas outras.

Como um dos piores alunos da sala consegue ser tão bem-sucedido profissionalmente? Porque o mercado reconhecia algo nele que nós víamos, mas nossa professora não. Ele era um cara bom com pessoas. No ramo em que escolheu trabalhar, notas escolares não importavam. O que realmente fazia a diferença eram as habilidades interpessoais: conectar clientes, criar relações, fazer vendas e fazer as coisas acontecerem.

O sistema de ensino tradicional não sabe como lidar com alunos que são melhores em diálogos, em criar conexões, em influenciar pessoas do que em resolver problemas de física. Na mesma sala de aula onde o Capota era criticado por ser "sociável demais", havia alunos que brilharam no sistema de notas, mas que, anos depois, enfrentaram dificuldades profissionais. Por quê? Porque, apesar das notas altas, tinham problemas de interação, dificuldade de se comunicar, se vender e, em alguns casos, até de superar a própria timidez.

O mercado de trabalho é cruel. Não ter boas conexões pode te prejudicar muito. Se você não souber vender o seu trabalho — seja para um chefe, para um cliente ou para um parceiro —, vai limitar consideravelmente o seu crescimento.

Por isso, habilidades interpessoais são tão importantes quanto boas notas, produtos de qualidade ou marcas fortes. Saber lidar com pessoas pode ser o diferencial entre ser apenas competente e ser extraordinário. Nunca subestime o valor que boas conexões pessoais podem trazer.

SEJA VOCÊ MESMO, MAS NÃO TANTO ASSIM

Existe uma linha muito tênue entre ter personalidade e identidade própria e ser apenas alguém esquisito que afasta as pessoas. No primeiro caso, você demonstra sua inteligência, humor, sabedoria e os valores que adquiriu ao longo da vida, mas sempre com empatia pelo próximo. No segundo, em busca de afirmação pessoal, você ultrapassa os limites da convivência, sendo deselegante, grosseiro, indelicado e falando o que não devia na hora errada.

Ter personalidade é essencial para se destacar em um mundo onde, muitas vezes, as pessoas parecem "NPCs" — aqueles personagens de videogame que têm apenas uma fala e não fazem nada de marcante. Em um ambiente em que muitos parecem viver no automático, repetir as mesmas frases e seguir padrões, ter traços únicos é uma qualidade valiosa. O jeito como você fala, seu tom, sua forma de se apresentar e a construção de uma identidade profissional e pessoal autêntica são indispensáveis. Mas tudo tem limite. Ser você mesmo não significa atropelar os outros.

É errado usar sua inteligência para tratar alguém mal. É errado usar impaciência para invalidar ideias, opiniões ou vivências que você não julga tão importantes quanto as suas. Isso não é ser autêntico; é ser babaca.

E aqui está uma das grandes contradições da vida adulta: você pode estar certo, mas, ainda assim, errado. O que o outro diz pode realmente ser de menor valor, pode conter falhas ou precisar de correções. Mas a forma como você age diante disso é o que define quem você é. Você pode estar certo no conteúdo e, ao mesmo tempo, errado na abordagem.

A grande questão nas relações humanas é a maneira como tratamos as pessoas, como as fazemos se sentirem acolhidas e validadas, mesmo quando não concordamos. Nem sempre você vai lidar com pessoas de quem gosta, com quem concorda ou que vê valor. Mas isso não significa que o respeito ao outro deve ser descartado.

Você pode ser você mesmo, só não pode ser um babaca. O babaca é aquele que, porque se julga diferentão, autêntico ou com uma opinião muito marcante, acredita ter o direito de calar o outro, diminuir as pessoas, cortar falas e impor suas ideias. Esse comportamento não traz benefícios no longo prazo. Pelo contrário, ele só leva ao isolamento, à perda de conexões e ao ostracismo.

Lidar com pessoas é lidar com complexidades. É compreender que não somos iguais, mas que podemos coexistir com respeito, mesmo diante das diferenças.

Não importa se concorda ou não; respeitar o outro é o mínimo para que as relações fluam e para que você seja lembrado, não como um babaca, mas como alguém que soube ser autêntico com empatia.

Sirva um cappuccino a um babaca

A ira é uma loucura passageira; por isso, evite-a para manter não apenas o domínio de si mesmo, mas também a sua própria saúde.

— Sêneca

Quer se livrar de um babaca? Sirva um cappuccino para ele.

Aconteceu comigo quando morei fora. Aos 21 anos, consegui a oportunidade de sair do país. Meu pai fechou um negócio importante — muito importante — e conseguiu um dinheiro que nunca tinha ganhado antes. Para comemorar, comprou um carro novo e me perguntou se poderia me dar algo de presente.

Eu disse que gostaria muito de morar fora. Que seria bom para meu inglês, meu currículo e formação pessoal. Ele topou me ajudar a morar um tempo na Inglaterra. Ele pagaria a passagem de ida e volta, além de um curso para estudar lá, mas eu teria que me virar para pagar o aluguel e as contas. Com a ingenuidade característica de qualquer jovem dessa idade, aceitei a empreitada e pensei: "Não deve ser tão difícil assim". Mas era.

No primeiro momento vivendo nas terras da Rainha — hoje do Rei —, consegui alguns bicos recolhendo lixo em eventos e servindo cerveja em um estádio de rugby. Mesmo tirando uma graninha, ainda precisava de mais para não ter que voltar para casa antes do que esperava. Precisava de algo fixo que ajudasse a pagar o aluguel e sobrasse um pouco para pelo menos poder jantar. Foi quando consegui um emprego para trabalhar como assistente em um bar num restaurante brasileiro dentro de uma arena de shows. Meu trabalho era muito simples: fazer aquilo que ninguém mais queria fazer.

Foram meses recolhendo lixo, lavando copos, limpando balcão e chão, cortando frutas, fazendo suco, repondo estoque… tudo para que a equipe do bar não precisasse pensar muito na hora de trabalhar. O trabalho era exaustivo, principalmente em dias mais lotados, mas pagava as contas. Era o que importava. De fome eu não morreria, conseguiria pagar meu aluguel e terminar meu curso de inglês. Tinha cumprido a missão dada pelo meu pai. Só tinha um detalhe: meu gerente era um babaca.

Não importava o ritmo em que a equipe trabalhasse, estávamos sempre tomando esculacho que éramos devagar demais, o que, em um momento de tensão com um bar cheio de pessoas pedindo para serem servidas, deixa a situação mais tensa ainda.

Não importava quão bem-vestido estivesse, sempre surgia uma reclamação sobre aparência: "Essa barba está grande demais", "Prenda esse cabelo direito", "Esse sapato não está engraxado". Eram broncas constantes entre a equipe, não importasse quão boa nossa aparência estivesse. Isso sem mencionar as piadas de mau gosto e completamente fora de hora. Se um funcionário desse liberdade ou não, ele sempre tinha um comentário inconveniente para fazer.

Para piorar, caso ele achasse que um funcionário não estava rendendo no dia ou que o restaurante estava parado demais, o mandava para casa imediatamente. Pensando no padrão de trabalho brasileiro, parece bom, mas no modelo inglês era terrível. Nós ganhávamos por hora.

Ser mandado para casa antes do horário era a sentença de ganhar menos por dia, e eu queria todas as minhas horas de trabalho. Para isso, precisava lidar com aquele babaca. Foi quando um cappuccino salvou minha conta bancária.

Com alguns meses trabalhando no restaurante, estava procurando uma chance de ser promovido a barman, mas não encontrava a oportunidade. Já tinha aprendido a fazer todos os drinks e tinha entendido como servir e explicar as bebidas para os clientes. Porém, o bar tinha outros ajudantes que estavam na fila para se tornar barman há tempos. Teria que dar um jeito de passar na frente de uma galera.

Foi quando notei um ponto fraco na nossa equipe. Dos quatro barmen, apenas um sabia fazer e servir as opções de café do menu. *Macchiatos*, *Irish coffee*, cappuccino, entre outros. Tínhamos uma alta demanda desses pedidos, principalmente no horário de almoço. Era comum serem enviados para a mesa e voltarem com clientes reclamando do jeito que o cappuccino era feito ou que estava ruim. Para completar, nosso gerente adorava tomar um cappuccino.

Vendo uma oportunidade, colei no único barman que entendia de fazer café no restaurante e pedi para ele me ensinar tudo que podia, o que ele fez com certo prazer. É impressionante como muitas pessoas adoram ensinar as outras algo que elas gostam de fazer. Em pouco tempo, aprendi a fazer um cappuccino que não só era eficiente, como bonito também, com desenhos em tudo. Um dia, meu gerente parou no bar e pediu um cappuccino. Antes que alguém pudesse responder, me candidatei: "Deixa que eu faço".

Ele desconfiou, mas permitiu que eu o servisse. Foram dias esperando aquele momento. Era minha chance de brilhar. Servi a bebida quente e esperei o feedback. Aprovado.

O cara gostou do cappuccino. Agradeceu e voltou para o salão. Nenhuma grande reação. Porém, a vida nos ensina que algumas grandes vitórias às vezes se escondem em pequenos momentos sem grandes manifestações.

Uns dias depois, ele chamou para sua sala. Disse que precisava de alguém que soubesse fazer café para trabalhar nos horários de almoço, me convidou para sair de assistente e virar barman. A mudança de carga aumentou o quanto eu ganhava por hora, ganhei horas a mais de trabalho, e o mais importante é a boa impressão que ficou.

O gerente me perguntou por que eu tinha aprendido a fazer um cappuccino, e respondi que fiz porque ninguém mais sabia fazer e queria uma chance de trabalhar no bar. E veja bem, apesar de ele ser um babaca, também lidava com pessoas difíceis de trabalhar.

Tinha funcionários que inventavam desculpas para não aparecer ou que enrolavam para fazer tarefas. Outros simplesmente a faziam malfeita porque não tinham interesse algum em se aprimorar. Um funcionário aprender algo de livre e espontânea vontade era algo diferente. Lidar com babaca é complicado, mas com a abordagem certa, é possível.

Vamos imaginar que você é vendedor em uma loja querendo bater a sua meta do mês. Um cliente entra na loja com um sorriso simpático no rosto e já sabendo o que quer. A venda está praticamente garantida. É só uma questão de chegar com o produto, tirar uma ou outra dúvida e conduzir o consumidor até o caixa. Fácil. Mesmo que não fizesse muito esforço, essa venda aconteceria.

Outro cliente entra na loja, rosto fechado, cheio de objeções. Existem dois jeitos de encarar essa situação: "Não tem o que fazer aqui" ou "Vamos tentar entender como lidar com essa pessoa".

Esta é a venda que ajuda na hora de bater a meta: a venda com que você não contava. Mas, se o campo das vendas não é o seu forte, posso deixar descomplicar: lidar com amigos é fácil, o que determina sua boa inteligência social é a capacidade de lidar com um cuzão. Um babaca provavelmente não fará seu dia mais feliz, mas pode acreditar que ele possivelmente deixará bem pior.

Um chefe que não gosta de você te colocará no pior turno de trabalho possível. Não só isso como também designará as piores tarefas nas piores condições para que as execute. Esqueça o reconhecimento. Por mais que seja o mais merecedor da empresa, se quem precisa reconhecer isso não vai com sua cara, a promoção não virá.

Muitas vezes o babaca nem sequer está acima verticalmente, mas sim horizontalmente. Um colega de trabalho mal-intencionado pode não só tornar sua vida um inferno, como também queimar seu filme na empresa, para outros colegas até a gerência. Isso vale para o ambiente de trabalho, ensino e até mesmo familiar.

Vivemos uma epidemia de babacas. Eles estão por toda parte. É preciso muita inteligência emocional para lidar com todos.

Daniel Coleman define a inteligência social como a capacidade de se conectar com outras pessoas de forma eficaz, compreendendo suas emoções e respondendo a elas da maneira mais apropriada possível. O autor explora esse conceito em seu best-seller *Inteligência social: a nova ciência das relações humanas*, em que ele amplia a ideia de inteligência emocional, focando nas habilidades necessárias para interações interpessoais de sucesso. Essa resposta da "maneira apropriada" é um equilíbrio fino difícil de ser alcançado, mas acredite, ela se prova necessária.

O primeiro princípio para lidar com um babaca é separar o racional do emocional. A emoção vai querer falar. Falar não, gritar. Xingar. Mandar tomar naquele lugar. Mas não podemos nos perder. Epiteto uma vez disse: "Se alguém age de forma injusta com você, não retribua. Sua mente permanecerá tranquila se você lembrar que a ofensa é um problema dela, não seu".

Ao agir emocionalmente com alguém que faz algo para te irritar, você não só perde a razão como também abre espaço para sair como o errado na situação. Ao gritar ou ofender um superior, por exemplo, você não apenas corre o risco de tomar uma bronca, mas também pode perder seu emprego. Por isso, controle suas emoções e concentre-se no que está sob seu controle: sua atitude e reação.

É fato que algumas pessoas usarão seus cargos para extrair prazer em exercer poder sobre os outros. Nessas situações, respire fundo, engula o sapo e siga o jogo. Lembre: se você realmente não precisasse desse emprego, já teria se demitido há tempos. Essa consciência pode ajudá-lo a manter a calma e agir com inteligência.

Outro conselho importante: não seja um alvo fácil. Observe padrões de comportamento. Pergunte-se: "O que faz um chefe difícil agir como tal?". O melhor jeito de lidar com um "cachorro bravo" é nunca estar na linha de frente quando ele estiver louco para morder alguém.

Já sabe que seu chefe fica uma fera no início do mês porque precisa lidar com todos os boletos da loja? Esse é um excelente momento para evitar aparecer na sala dele com um problema. Antecipar essas situações e agir de forma estratégica pode salvar sua pele.

É claro que, idealmente, uma boa liderança deveria estar sempre de portas abertas para ouvir seus funcionários. Mas aqui estamos falando do mundo real, não de Nárnia. Não se coloque na frente de um touro bravo se não quiser levar chifrada.

Mais um conselho que vale a pena se atentar: pessoas, por piores que sejam, ainda são pessoas.

Pessoas se conectam por gostos, interesses e hobbies. Isso é um fato. Em um dos meus empregos, tive um chefe complicado. Não apenas pegava no meu pé como parecia sempre destinar as piores tarefas para mim, além de nunca reconhecer meus resultados.

Sobravam para mim as atividades que ninguém queria fazer: cobrir shows e eventos que outros jornalistas recusavam, tarefas fora do expediente, e, mesmo quando eu batia minhas metas de audiência, o máximo que recebia era um sorriso amarelo e um "não fez mais do que sua obrigação."

Um dia, cheguei ao escritório usando um boné do Ayrton Senna, aquele clássico azul com o "Nacional" estampado na frente. Passei boa parte da minha infância assistindo às corridas do piloto com meus tios e avós nas manhãs de domingo. Mesmo sendo muito novo na época para lembrar todos os detalhes, cresci ouvindo histórias sobre os feitos, as falas e a presença marcante de Senna nas conversas da minha família. Assim, aquele boné tinha um significado especial para mim.

Ao me sentar à mesa, tirei o boné e o coloquei ao meu lado. Para minha surpresa, meu chefe — que se sentava do outro lado da minha baia — puxou conversa: "Então, você gosta do Ayrton Senna?", perguntou.

Fiquei surpreso. Pela primeira vez, ele me dirigia a palavra sem estar prestes a empurrar alguma tarefa desgraçada para cima de mim. "Cresci vendo as corridas com minha família", respondi, ainda tentando entender onde aquilo ia dar.

"Você sabe de onde é esse 'Nacional' no boné?", ele perguntou, apontando para a marca. Eu sabia. Senna é o meu herói particular. Só Deus e minha provedora de internet sabem quanto tempo passei pesquisando e lendo sobre o passado do corredor. Mas aquele momento não era sobre mim. Era sobre ele. "Não sei, me conta."

Vi que ele sorriu por trás do monitor antes de responder: "Era um banco que patrocinava o Senna. Curiosamente, logo depois que ele morreu, o banco também faliu".

Eu não estava nem aí para o banco, mas algo importante havia acontecido ali. Pela primeira vez, encontrei algo em comum com um chefe que, até então, parecia existir apenas para perturbar meu bem-estar no trabalho. Decidi agarrar aquele fio de oportunidade para tentar tornar meu dia a dia menos insuportável. Afinal, uma simples conexão pode mudar a dinâmica de qualquer relacionamento — até mesmo com um chefe complicado.

As pessoas gostam de se sentir inteligentes. Às vezes, faz bem permitir que alguém se sinta mais inteligente do que realmente é. Nada irrita mais uma pessoa com o ego inflado ou que tenta justificar a autoridade de um cargo alto do que ser corrigida por alguém em uma posição inferior.

Aquele primeiro papo sobre Ayrton Senna abriu uma brecha na nossa relação, e eu aproveitei. Durante alguns dias, trocamos vídeos de momentos icônicos da carreira do piloto pelo Facebook — sim, sou velho assim —, e Fórmula 1 acabou virando tema de algumas conversas durante as pausas para o café.

Que fique claro: não sou nenhum especialista em automobilismo. Meus parentes são. Tudo o que sei e pelo que me interesso sobre o tema veio por osmose, de tanto ouvir as histórias deles. Mas, para ganhar moral com meu chefe, fiz um exercício básico: pesquisei o mínimo sobre Fórmula 1 em sites e reportagens para conseguir sustentar as conversas com ele.

No meio dessas interações, consegui extrair uma informação importante: "Estamos precisando dar um gás na audiência na parte de gastronomia do portal". A chefia está reclamando que os números estão baixos, e temos um projeto comercial importante para entregar. Não pensei duas vezes antes de responder: "Deixa que eu te ajudo".

Se fosse trabalhar normalmente, minha ida seria a mesma. Às vezes, ele me daria mais trabalho, eu reclamaria, faria de qualquer jeito, e o ciclo se repetiria até que eu me cansasse e mudasse de emprego. Ou ele se cansasse e me mandasse embora. Mas aquela situação me deu uma oportunidade: ganhar as graças de quem podia tornar minha vida mais difícil (e fácil) através do meu trabalho. E não era fazendo o que importava para mim, mas sim o que importava para ele. Esse era o cappuccino daquele babaca.

Um conselho: nem sempre o que importa para nós é o que importa para outra pessoa (como um gestor). Quando executamos um trabalho, estamos focados no micro — na tarefa específica que estamos realizando. Já alguém em um cargo de chefia, muitas vezes, está preocupado com o macro — os resultados gerais, o impacto mais amplo. Falo isso com propriedade, porque já estive do outro lado também. Quantas vezes ouvi jornalistas que trabalhavam para mim perguntarem: "Minha matéria ficou ótima, não ficou?".

Sim, o trabalho estava ótimo tecnicamente, mas, se não gerava cliques, audiência ou retorno financeiro, no contexto macro, ele não era tão bom na visão do negócio. Por isso, é crucial compreender: o que realmente importa para aquela pessoa? Muitas vezes, o que importa para nós não é o mesmo que importa para o outro.

Essa lógica se aplica ao trabalho, mas também a muitos outros aspectos da vida. Ao longo dos anos, me acostumei a transitar por ambientes muito diferentes. Enquanto estudava teatro em uma conceituada escola de artes dramáticas de São Paulo, também jogava bola nas quadras públicas do meu bairro com meus amigos.

Se eu tentasse explicar os conceitos do Teatro do Absurdo para os boleiros, seria taxado como chato. Se, por outro lado, tentasse levar a discussão sobre quem ia ganhar o Brasileirão para meus colegas do teatro, o resultado seria o mesmo.

É preciso saber ler a sala.

Agora, pense: o que realmente importa para aquele chefe difícil ou colega que parece querer tornar sua vida um inferno? Com quais assuntos essa pessoa se conecta? Que tipo de atitude gera simpatia e qual causa conflito? Será que existe uma forma de estabelecer uma conexão?

Esse mesmo raciocínio vale para outras situações. Alguns clientes entram em uma loja ansiosos por uma boa conversa; outros preferem uma abordagem rápida e objetiva, sem rodeios. Trate um com a abordagem do outro, e você perderá a venda. Nem todo mundo responde da mesma forma a uma única abordagem.

Saber ler a sala, entender os interesses e adaptar sua postura é a chave para lidar com pessoas e situações de forma mais eficiente. No final, não é mudar quem você é, mas usar a empatia e a inteligência emocional para criar conexões mais eficazes.

Quanto ao meu chefe, consegui ajudar no projeto de gastronomia. Gastei umas horas a mais do meu dia trabalhando para fazer a empreitada dar certo. Tive que me sentar para estudar uma ou outra coisa que não entendia da área — o que acabou me agregando muito no longo prazo — e consegui entregar um resultado excelente de audiência naquilo que ele precisava.

Essa tarefa abriu boas portas para mim dentro da empresa, onde acabei sendo promovido e cheguei a um cargo de liderança com o passar do tempo. Meu chefe deixou de ser um cuzão? Não.

Uma vez babaca, sempre babaca. Mas, com o passar do tempo, parei de ser o alvo favorito dele. Ainda havia os momentos em que precisava aguentar uma ou outra parada que me tirava do sério, mas nada comparado a antes de "servir o cappuccino" para ele. E só de ele não deixar minha vida mais difícil, meu dia a dia ficou mais fácil.

Sirva o cappuccino, saia da mira do babaca e seja feliz.

Emprego não é só trabalho

Nosso trabalho deve refletir quem somos e o que valorizamos.

— Rick Warren

A dinâmica do mercado de trabalho talvez seja uma das mais injustas nas quais um jovem adulto se insere nos primeiros passos rumo à maturidade.

Um dia você está no pátio do colégio, pensando na merenda do dia e, quando pisca, está em uma carteira de faculdade em uma aula que parece nunca terminar de um curso que provavelmente ditará os rumos do resto da sua vida. Em outra piscada de olhos, está estagiando em uma grande empresa que funciona desde antes de seus pais terem nascido.

Se na escola e faculdade existe uma certa condescendência com qualquer erro, a vida profissional pouco se importa com que estágio da vida você está, e suas regras — quando não são sujas — são bem difíceis de se compreender. E o mais triste, muitas delas sequer foram ensinadas — e quando foram, provavelmente foi de maneira errada.

Quer um exemplo simples? Se eu trabalhar bem, me destacarei no mercado de trabalho. Certo? Errado. Tão errado que a dinâmica não poderia estar mais longe disso.

Em determinado momento da minha carreira, alcancei um cargo de liderança. Virei editor do site em que trabalhava.

Quando imaginei chegar a um cargo de liderança, pensei que teria meu próprio time, em que poderia finalmente expressar minhas ideias, implementar meus planejamentos e contratar as melhores pessoas para alcançar os melhores resultados. Achei que seria o momento de colocar em prática anos de ideias que não conseguia executar porque estava sob a gestão de outros.

Porém, ao chegar lá, descobri que ser promovido a um cargo de liderança nem sempre é como imaginamos. Às vezes, ser líder significa que você recebe a missão de montar um quebra-cabeças, mas sem ter todas as peças necessárias para completá-lo.

Logo no primeiro mês de trabalho, recebi uma instrução da minha diretoria. Precisaria demitir o equivalente a 10 mil reais de folha salarial na época. O motivo? Alguém do alto escalão tinha feito besteira.

Um executivo do comercial falhou em uma venda que precisava fazer, um executivo do financeiro não avaliou direito o risco, mas um gerente decidiu que meu time pagaria essa conta. Não importava se seriam duas pessoas com salário de 5 mil ou quatro de 2,5 mil. Precisava fazer corte. No fim daquela semana, com pesar no coração, dispensei três pessoas do meu time. Não havia qualquer repreensão ao trabalho e às condutas de nenhum deles.

Meu time já era minúsculo, e boa parte ainda estava se aperfeiçoando em suas funções. Lembro de reparar que, enquanto pessoas da redação choravam pensando no que seria de suas vida, o pessoal do comercial ria de alguma piada que um executivo havia feito.

O mundo é injusto e cuspirá no seu Toddynho, meu amigo. Por isso, é importante adquirir maturidade, ter consciência dos seus feitos e entender que, independentemente de estar ou não fazendo um bom trabalho, coisas injustas sempre podem acontecer. Com mais recorrência do que gostaríamos, eu sei.

Em outro momento da minha carreira, quando começava a empreender, fui para uma reunião em uma importante agência. Na mesa de conversa, reconheci um rosto. Um amigo de longa data com quem tinha sentado para tomar cerveja algumas vezes nos tempos de faculdade.

Nos conhecemos por conta de amigos em comum do time de futebol da faculdade. Sentávamos para conversar sobre o Palmeiras, que, na época, amargava a segunda divisão. Falávamos sobre futebol internacional, discutíamos se o Neymar seria ou não Bola de Ouro algum dia, e outros assuntos tão frívolos quanto a mente de um jovem adulto do sexo masculino pode orquestrar. Para nós, aquilo era apenas diversão, mas aquela conexão construída em conversas aparentemente sem importância acabou se transformando, no futuro, em uma oportunidade de trabalho.

Coincidentemente, ele era um dos que daria sinal verde ou vermelho para o projeto. Saí da conversa com um projeto aprovado graças a meia dúzia de litros no bar mais sujo da Pontifícia Universidade Católica de São Paulo.

Quem diria que todas aquelas idas ao bar — as quais meu pai recriminava com um clássico "mais uma vez chegando bêbado em casa, filho" — acabariam resultando em um contrato de mais de 50 mil reais?

Provavelmente, alguém que não bebeu as cervejas certas nos bares certos saiu sem sinal verde. Justo? Injusto? Joguei pelas regras do jogo ou por fora delas? Não sei, mas o jogo seguiu por suas próprias regras.

Entenda a regra do jogo

O segredo do sucesso está em ser feliz e em se adaptar às bruscas mudanças que ocorrem ao nosso redor.

— Alex Verly

A dinâmica principal do mundo dos negócios e do trabalho não tem a ver com dinheiro. Tem a ver com pessoas.

Um funcionário pode ser contratado pelo seu currículo e capacidade operacional, mas são as relações pessoais que o farão ascender ou perder aquele emprego. O mercado de trabalho é regido pela regra do quem. Quem contrata? Quem indica? Quem promove? Quem demite?

Segundo uma pesquisa realizada pela Robert Half,[29] o Brasil é o segundo país que mais contrata por indicações no mundo. Ninguém escreveu ou te contou essa regra do jogo, mas é por ela que o juiz está marcando os pontos.

Construir uma carreira é uma habilidade à parte da execução de sua profissão em si. Uma pessoa que almeja se tornar um diretor ou CEO de uma empresa — ou pelo menos não morrer como analista júnior — precisará de um planejamento mais complexo do que apenas ser muito boa no que faz. A começar por pessoas.

A base para construir uma carreira é entender a dinâmica de pessoas com quem você trabalha, das empresas e do mercado de trabalho. Se focar só em trabalhar, poderá ser um excelente profissional, mas estará ferrado.

Alguns exemplos práticos em que um bom relacionamento com pessoas te trará mais benefícios do que desvantagens:

* Quando precisar trocar o horário do seu plantão para algum compromisso pessoal.

* Quando precisar que alguém cubra sua função em caso de um atraso ou se precisar sair mais cedo para resolver um problema.
* Quando tiver dificuldade em alguma tarefa e precisar do apoio ou conselho de um colega.
* Quando fizer alguma besteira sem tamanho e precisar contar que não será dedurado tão facilmente.

O conselho aqui é basicamente um: ninguém gosta de um babaca.

Quanto mais babaca, quanto mais fechado, quanto menos conexões e menos humano um funcionário for, mais dificuldades terá no ambiente de trabalho e, acredite, você quer ter uma boa relação no seu ambiente de trabalho.

Outro lema do mundo corporativo muito importante de ser seguido é saber ser visto e ser lembrado. Um ótimo profissional cujo trabalho não é visto por ninguém tem menos eficiência do que um mediano que sabe empacotar bem seus resultados para quem precisa reconhecê-los.

O fator humano entra na conta também. É necessário entender: qual resultado o seu supervisor mais leva em consideração? E aqui usarei uma experiência profissional minha. Em uma redação na qual trabalhei, fui efetivado ao mesmo tempo que outro estagiário, o Anderson, infinitamente mais talentoso que eu.

Me impressionava a facilidade com a qual ele escrevia textos interessantes de serem lidos. Além disso, tinha um conhecimento musical e cultural muito mais vasto do que os seus 23 anos, aliado a uma simpatia e carisma gigantescos. Só tinha um problema: era mais apegado à qualidade dos textos que escrevia do que ao resultado deles.

Já do meu lado, por falta de uma habilidade nata de redação, me apeguei a alguns aspectos técnicos que começam a se popularizar na época entre o meio de marketing digital: o SEO e a produção de conteúdo buscando aparecer nas primeiras colocações do Google, trazendo assim mais visitas para o site em que escrevia.

Meus textos não eram belos, mas uma coisa eu podia garantir: eles davam resultado. Muito resultado. Era comum, dos dez textos mais lidos da semana, de três a quatro serem meus. Nosso editor, que sofria uma pressão grande da diretoria para entregar números de audiência, percebeu esse fator e aos poucos fui sendo promovido até me tornar responsável por liderar a parte de entrega de audiência.

Em três anos, fui de repórter recém-contratado a editor do portal no qual trabalhei. Infelizmente, meu colega recebeu apenas um aumento salarial, mas acabou se mantendo no mesmo cargo, apesar de todo seu valor.

Vamos olhar novamente pelo aspecto de se foi justo ou não. A "regra" da empresa não era quem conseguia produzir uma obra literal mais elucidada e eloquente. A direção queria apenas uma coisa: números. Ao entregar números, chamei a atenção de quem precisava chamar.

Com essa oportunidade em mãos, comecei a estudar como apresentar meus resultados da melhor forma. Preparei relatórios, estudei análise de dados e me aprofundei nas dinâmicas de gestão de tráfego de um grande portal. Um grande escritor jamais ganharia espaço naquela empresa — o que é injusto —, mas alguém com capacidade de entregar resultados ganharia. Era a regra do jogo.

Agora, imagine um diretor de uma grande empresa nos tempos atuais. Além de dominar o campo no qual atua e entregar resultados relevantes para seus chefes e acionistas, ele necessita de uma outra qualidade: a inteligência emocional. Alguns exemplos claros do uso dela:

* Capacidade de lidar com a pressão por resultados enquanto implementa alguma nova ferramenta de produção ou gestão.

* Capacidade de liderar um time em meio a momentos de adversidade, como uma pandemia ou mercado em baixa.
* Capacidade de apaziguar conflitos entre times: o que fazer quando grupos de pessoas não concordam, mas precisam trabalhar juntos para entregar resultados?

A lista de exemplos poderia ser gigante, mas conseguimos constatar uma constante entre eles: nenhum é ensinado na faculdade ou na escola. Boa parte dessas qualidades precisará ser desenvolvida por você ao longo de uma vida e carreira profissional.

Um funcionário provavelmente será recrutado por seu currículo. Sua formação, especialização em ferramentas e outras competências técnicas farão com que ele seja contratado. Porém, são suas habilidades interpessoais que farão ele ser demitido ou ter sobrevida em uma empresa. É uma das regras do jogo. "Ah, eu sou muito bom no que eu faço, mas não gosto de pessoas." Abra sua empresa, passe num concurso público ou jogue na loto.

De resto, se quiser ser bem-sucedido — ou talvez só menos infeliz —, jogue o jogo que está sendo jogado, não o jogo que você gostaria de jogar.

A diferença entre o networking e o puxa-saquismo

Networking não é sobre quem você conhece,

mas sobre quem confia em você.

— Professor Liao

Ninguém gosta de uma pessoa que vive de cara fechada e não fala com ninguém.

Em uma cultura tão calorosa como a brasileira, em que conexões humanas são altamente valorizadas, isso pode ser um erro fatal. Essas pessoas acabam virando assunto nas mesas de almoço. Sim, introvertidos podem sofrer com essas dinâmicas, mas isso não significa que não possam aprender a criar e cultivar relacionamentos profissionais. Por outro lado, o oposto — ser um "puxa-saco" — também não ajuda.

"Nossa, chefinho, como você é incrível!" Não é o tipo de comportamento que constrói boas relações no trabalho.

Ser bajulador não é networking. O puxa-saco é aquela figura que abre mão de sua individualidade em troca de benefícios a curto prazo, buscando sempre agradar os superiores, muitas vezes à custa dos colegas. Esse comportamento reforça culturas tóxicas, alimenta fofocas e, no longo prazo, mina a confiança no ambiente de trabalho.

Um bom networking passa longe disso. Trata-se de construir conexões genuínas, baseadas em confiança, empatia e reciprocidade. É saber se comunicar bem e promover a si mesmo de forma saudável, mostrando seu valor sem atropelar os outros ou sacrificar sua autenticidade.

O primeiro passo para um bom relacionamento profissional é entender o que é esperado de você. Quais são as demandas do seu trabalho? O que seus superiores realmente valorizam? Isso exige escuta ativa, ou seja, ouvir mais do que falar, fazer boas perguntas e entender as prioridades. Muitas vezes, o que parece óbvio para você pode não ser o que o outro espera receber.

Além disso, lembre-se: um trabalho bem feito, mas invisível, não tem o mesmo valor que um trabalho ok que ganha a atenção de quem importa.

Um puxa-saco apenas bajula o chefe com frases vazias: "Ai, chefinho, que maravilhoso o seu trabalho, que prazer trabalhar aqui!". Isso não é networking, é submissão disfarçada de elogio. No entanto, o profissional sensato entende que o foco não deve ser bajular, mas vender os resultados que entregou.

Veja a diferença: "Chefe, lembra aquele projeto que trabalhamos juntos? Gostaria de mostrar alguns resultados. Percebi que conseguimos aumentar o número de vendas, a dinâmica da equipe melhorou e acredito que o projeto foi bem-sucedido".

Enquanto o primeiro tenta florear o relacionamento com superficialidades, o segundo apresenta suas conquistas de forma concreta para quem precisa vê-las — e, no futuro, pode até advogar a seu favor.

Essa abordagem não é apenas profissional, mas estratégica. Demonstrar resultados de maneira objetiva não é autopromoção exagerada, mas uma forma saudável de construir um bom networking dentro da empresa. Quando seu trabalho é reconhecido, ele passa a ser lembrado. E, quando você é lembrado, surgem oportunidades.

Além disso, esse comportamento cria uma reputação positiva. Em vez de ser visto como um bajulador que busca atenção sem agregar valor, será reconhecido como alguém que entrega, comunica e constrói relações baseadas na confiança e no mérito.

Aprenda a apresentar seus resultados no momento certo e de forma coesa. Por exemplo, não adianta tentar mostrar serviço no fim de uma sexta-feira quando seu chefe só quer ir para casa.

Entenda também que não se trata apenas de resultados; são as pessoas que movem o ambiente de trabalho. Torne uma prioridade construir relacionamentos no dia a dia.

O puxa-saco procura construir relacionamentos apenas com superiores, dos quais pode obter uma vantagem direta e imediata. Se não consegue um ganho direto da relação com alguma pessoa, sequer perde tempo em tentar manter algum tipo de laço. Pior, o puxa-saco é capaz de jogar alguém embaixo do trem para livrar a própria pele ou para conseguir ganhar pontos com algum superior. Ele não pensará duas vezes antes de apontar um erro seu para tentar garantir o espaço de confiança dele ao lado do chefe.

Já quem busca um bom networking demonstra interesse genuíno pelas pessoas. Aprende sobre suas preferências, hobbies e até curiosidades sobre suas famílias. Pequenas conversas diárias constroem grandes relacionamentos ao longo do tempo.

São estes que, ao saírem da empresa, lembrarão de você no momento de uma indicação. Tenho incontáveis casos de amigos que me indicaram ou eu indiquei para trabalhos por conta do relacionamento que criamos nas trincheiras do dia a dia corporativo.

Pode ir ao trabalho e fazer apenas o seu, mas ao investir em pessoas deixará o seu dia mais leve, terá suporte quando precisar de alguém para uma tarefa específica ou trocar de escala. Acredite: quando a "merda atingir o ventilador", você precisará do máximo de pessoas possíveis ao seu lado para evitar se queimar dentro da empresa.

Construir essas relações é simples. Por exemplo, se seu colega é fã de futebol, aproveite a segunda-feira pós-rodada para comentar o jogo. Se alguém é vidrado em reality shows como o BBB, comente o paredão na quarta-feira. Essas interações aparentemente simples criam laços que podem fortalecer seu networking dentro da empresa.

Happy hours, almoços e festas de fim de ano podem parecer supérfluos, mas são grandes oportunidades de networking. Esses eventos permitem que as pessoas baixem a guarda e conversem de maneira mais orgânica. Use esses momentos para se conectar, não apenas sobre trabalho, mas também sobre interesses comuns. O puxa-saco constrói relações em que pode ganhar algo; uma pessoa com bom senso constrói uma rede de apoio da moça da limpeza até o CEO. Nunca se sabe quem pode precisar de ajuda.

Um conselho: o happy hour também é trabalho. As conexões que você cria nesses ambientes podem influenciar sua reputação e abrir portas no futuro. Muitas indicações de emprego acontecem porque as pessoas tendem a sugerir profissionais de quem gostam pessoalmente, não apenas aqueles com boas qualificações.

Oferecer ajuda genuína é uma das melhores formas de construir um bom networking. Se perceber que um colega precisa de uma mão em algo que pode resolver com facilidade, ofereça-se para ajudar. Só tome cuidado para não se sobrecarregar.

Lembre-se: a vida corporativa é uma via de mão dupla. Um favor hoje pode se transformar em apoio quando você estiver precisando. Relacionamentos profissionais são fortalecidos pela troca e pela cooperação.

Um bom networking não se limita apenas ao ambiente interno. Clientes, fornecedores e parceiros também podem ser ótimas conexões. Um cliente satisfeito com seu serviço pode, no futuro, te convidar para trabalhar em sua empresa. Um fornecedor com quem você construiu uma boa relação pode ser a ponte para uma nova oportunidade.

A chave é ser um profissional agradável e confiável. Sua reputação não se limita ao que você faz; ela também reflete em como você faz.

Saber se vender não é arrogância, é uma habilidade essencial. Promova suas conquistas de forma natural e no momento certo. Não se trata de gritar seus feitos aos quatro ventos, mas de saber apresentar seu valor quando necessário, seja em reuniões, apresentações ou até conversas informais.

Por exemplo, ao terminar um projeto, não diga apenas que está pronto. Aproveite para explicar o impacto do trabalho: "Concluímos o projeto e, com isso, esperamos aumentar nossa eficiência em x%. Foi um desafio interessante e acredito que os resultados serão muito positivos".

No final das contas, puxar saco é buscar ganhar vantagem numa relação. Networking é criar relacionamentos genuínos e manter uma boa reputação. É ser lembrado por sua competência e pelo fato de ser agradável de trabalhar.

Pense no seguinte cenário: dois amigos estão conversando em um bar. "Cara, estou precisando de alguém para trabalhar no financeiro da empresa. Já vi alguns currículos, mas queria alguém com experiência e que fosse legal trabalhar junto." A verdadeira meta do networking é simples: fazer com que o seu nome seja a resposta para esse tipo de pedido.

Como você pode ser lembrado como alguém que une qualificação profissional e habilidade de se relacionar? Quando você consegue equilibrar competência e empatia, o networking deixa de ser uma ferramenta e se torna um reflexo natural da sua identidade profissional.

Como conseguir um trabalho menos pior

O trabalho enobrece o homem e o descanso... ainda mais.

— Nelson Barh

O seu trabalho pode ser uma doença para sua vida pessoal, amorosa e familiar.

Uma decisão profissional mal calculada e logo está trabalhando a duas horas de distância da sua casa, numa rotina exaustiva física e mentalmente que faz com que, assim que chegar em casa, não tenha energia nem vontade de fazer mais nada a não ser tentar descansar para o dia seguinte. Esse tipo de rotina afeta seus planos pessoais, sua saúde e sua relação com a família.

Sendo bem sincero, uma rotina de trabalho mal calculada derreterá o seu senso de si mesmo, tirando a sua identidade e vontade de viver, te transformando apenas em uma engrenagem na máquina em que trabalha até o dia em que a empresa a qual sacrificou a vida não encontrar mais lucro na sua existência e te expelir para o desemprego.

Um conselho: sempre que possível, tente encontrar um trabalho menos pior que o que esteja executando agora.

Busque por melhores condições de salário, tratamento profissional, benefícios ou localização. Cada pessoa encontrará o valor em cada um desses itens. Pode ser um ou todos, mas não se acomode só porque pensa que está estável.

Segundo uma pesquisa encomendada pelo LinkedIn, três entre cada cinco brasileiros não gostam do próprio trabalho[30].

Os motivos variam desde falta de sintonia com os gostos pessoais, falta de uma remuneração atrativa e pouca perspectiva de crescimento profissional[31].

Mas por que tanta gente odeia o próprio trabalho? No primeiro momento, o pensamento que pode passar na cabeça é "se as pessoas estavam ganhando bem, não estariam reclamando de onde trabalham". Porém, mesmo ganhando bem, você ainda pode ser capaz de odiar o seu trabalho.

De acordo com a mesma linha, o estudo "O estado da cultura de trabalho Global", conduzido pela Sociedade para Gestão de Recursos Humanos, o Brasil é um dos países com os menores índices de avaliação positiva a respeito do ambiente de trabalho[32].

Entre os fatores essenciais para avaliar estavam: gestão honesta e imparcial, comportamento civilizado, trabalho significativo e oportunidades, comunicação aberta e empatia. Todos esses fatores estavam à frente do valor do salário na hora da avaliação dos empregos.

Entenda, você pode ganhar bem, mas, se estiver em um lugar miserável, ao lado de pessoas miseráveis, sendo comandado por um miserável para fazer coisas miseráveis, é praticamente impossível não ser contaminado pelo clima ao seu redor.

Para muitas pessoas, o local de trabalho é o lugar onde passamos mais tempo no nosso dia. Muitos passam mais tempo com colegas de trabalho do que com os próprios parentes e amigos. O que você faz e o clima no local do qual executa a sua profissão impacta — e muito — sua saúde mental e qualidade de vida.

De acordo com a "Pesquisa global de atitudes sobre benefícios"[33], o estresse no trabalho e a falta de equilíbrio entre a vida pessoal e profissional são os principais fatores que causam problemas de saúde mental ligados ao trabalho.

Em algumas ocasiões, é necessário dar um passo para o lado ao invés de um passo para frente para sair de uma posição ruim em nossa carreira, mas nada de jogar tudo para o alto.

O melhor lugar para conseguir um emprego é dentro de outro emprego. Se preciso, diminua o ritmo do trabalho e foque parte de suas energias para encontrar uma nova posição.

Vamos começar refletindo sobre o tempo que você demora para ir e voltar do trabalho. Muitas vezes, aceitar ganhar um pouco menos para trabalhar em um lugar mais próximo pode trazer uma enorme qualidade de vida. Pense nisso como um investimento em tempo, que é um dos recursos mais preciosos que temos.

Vamos fazer um cálculo simples: se você gasta duas horas para ir e duas horas para voltar, está dedicando quatro horas por dia apenas ao deslocamento. Isso equivale a vinte horas por semana, ou seja, quase um dia inteiro perdido no trânsito ou em transporte público. Agora, imagine que você consiga um emprego similar, mas que exija apenas uma hora para ir e uma para voltar. Você recuperaria duas horas por dia, ou dez horas por semana, para usar como bem entender.

E o que você pode fazer com essas horas? Aqui está o segredo. Esse tempo pode ser gasto com coisas que realmente agregam valor à sua vida:

* Dormir mais e melhorar sua saúde física e mental.
* Ir à academia ou praticar algum esporte, investindo em seu bem-estar.
* Fazer um curso, aprender um idioma estrangeiro ou desenvolver habilidades específicas que podem impulsionar sua carreira no futuro.
* Fazer um bico, um trabalho freelancer ou algo que complemente sua renda.

Optar por um trabalho mais próximo da sua casa pode parecer um passo lateral, mas, no longo prazo, é um movimento estratégico. Essa escolha pode gerar benefícios que vão além do financeiro: mais energia, menos estresse e mais tempo para investir em si mesmo. E lembre-se, o tempo que você "ganha" hoje pode se traduzir em maiores oportunidades no futuro, porque você terá mais disposição e capacitação para abraçar novos desafios.

Muitas vezes, ficamos presos à ideia de que aceitar um salário ligeiramente menor ou mudar de emprego é uma "perda". Porém, nem toda recompensa é financeira e imediata. Aqueles minutos extras de sono, aquelas horas a mais dedicadas à sua saúde, ao seu lazer ou à sua capacitação podem gerar um retorno gigantesco ao longo dos anos — seja em termos de produtividade, qualidade de vida ou até mesmo de oportunidades financeiras melhores no futuro.

Em última análise, o trabalho é importante, mas a forma como ele impacta sua vida também deve ser considerada. Lembre-se: tempo é um recurso não renovável. Escolher uma rotina que permita aproveitar esse recurso é uma das decisões mais inteligentes que se pode tomar.

Outro ponto importante a se considerar é a escala de trabalho e o impacto que ela tem sobre a sua vida. Quanto do seu tempo está sendo consumido pelo trabalho? Por exemplo, você trabalha em uma escala 6x1, em que descansa apenas um dia por semana? Ou em uma escala noturna, que exige inverter o dia pela noite? Ambas podem causar danos significativos à sua saúde física e mental.

Trabalhar em um turno que vai contra o ciclo circadiano — o ritmo natural do nosso corpo — pode prejudicar a qualidade do sono, aumentando o cansaço e diminuindo sua capacidade de recuperação. E isso não afeta apenas o descanso.

Quando o sono é comprometido, suas relações pessoais também sofrem: você pode se sentir irritado, desconectado ou simplesmente sem energia para aproveitar momentos com sua família, amigos ou com você mesmo.

Agora, considere o impacto de uma escala como a 6x1. Trabalhar seis dias seguidos e descansar apenas um pode ser exaustivo. Muitas vezes, esse único dia de folga não é suficiente para recarregar as energias, estudar, cuidar da saúde ou aproveitar atividades que trazem prazer e equilíbrio à vida. É uma rotina que deixa pouco espaço para o descanso e para o crescimento pessoal.

Por isso, buscar um emprego com uma escala mais equilibrada — como o 5x2, onde você ganha dois dias consecutivos de descanso — pode ser uma escolha estratégica. Sim, isso pode vir acompanhado de uma pequena redução salarial, mas, em troca, você ganha algo muito mais valioso: tempo para cuidar de si mesmo.

No longo prazo, essas pequenas mudanças na rotina podem fazer uma diferença enorme na sua qualidade de vida. Trabalhar em escalas mais saudáveis não significa que você está "fazendo menos", mas sim que está ajustando sua vida para preservar sua saúde e longevidade — tanto pessoal quanto profissional.

Outro aspecto que pode ser um ponto de mudança importante na sua vida é a cultura da empresa onde você trabalha. Muitas vezes, o problema não é o seu trabalho em si, mas o ambiente em que você está inserido.

Se a empresa onde trabalha não tem mecanismos para controlar uma gestão tóxica ou abusiva, um RH que realmente proteja e apoie os funcionários, ou se seu chefe adota comportamentos que te diminuem ou prejudicam, talvez o problema não seja a sua função, mas o ambiente.

Por isso, é importante reconhecer quando é hora de dar um passo para o lado e buscar um lugar com uma cultura organizacional mais saudável. Um ambiente onde haja:

* Valorização e desenvolvimento dos funcionários: empresas que investem no crescimento da equipe não apenas ajudam na sua evolução profissional, mas também promovem maior satisfação no trabalho.

* Respeito e segurança emocional: ambientes onde o respeito é a base das relações evitam os danos de chefias ou colegas abusivos.
* Apoio real do RH: um RH funcional não está apenas a serviço da empresa, mas também deve ser um ponto de apoio para os colaboradores, assegurando que políticas justas sejam aplicadas.

Empresas saudáveis tendem a ter práticas claras para promover bem-estar, como programas de desenvolvimento, treinamentos regulares, políticas de diversidade e inclusão, e um foco no equilíbrio entre vida pessoal e profissional.

Essa mudança para um local com valores alinhados aos seus pode não só melhorar sua saúde mental, mas também aumentar sua produtividade e trazer mais propósito para o que você faz.

Às vezes, esse passo para o lado é o que você precisa para abrir espaço para algo maior — um local onde possa crescer sem sacrificar sua saúde mental e bem-estar.

E, para terminar, vamos ser honestos aqui: encontrar um lugar que te pague melhor pode, sim, te motivar mais. Afinal, poder oferecer uma boa condição de vida para sua família, reformar sua casa, trocar de carro, investir em boas roupas ou em uma alimentação de qualidade são motivações importantes para muitas pessoas. É natural desejar segurança financeira e conforto, e o salário é uma parte fundamental disso.

Porém, é essencial entender que qualidade de vida no trabalho não é determinada apenas pelo quanto você ganha.

Vou compartilhar o caso de um ex-sogro meu, uma pessoa muito próxima, que trabalhou durante anos na diretoria de um grande banco brasileiro.

Ele ocupava um cargo alto, tinha um salário excelente e conseguia proporcionar uma vida que muitos invejariam: levava a família para viagens internacionais duas vezes ao ano e garantia um padrão de vida confortável com troca de carro novo todo ano, um apartamento grande e confortável, e tudo de bom e do melhor para sua família. Mas havia um custo.

As pressões diárias, as metas inalcançáveis, as responsabilidades esmagadoras e o estresse constante começaram a cobrar o preço. Aos poucos, ele começou a adoecer, física e emocionalmente. O trabalho que lhe dava tanto prestígio e recursos também estava tirando sua saúde. Até que veio o ultimato: ou ele parava, ou o trabalho o parava. Apesar do alto salário, o dinheiro já não compensava os sacrifícios feitos à custa de sua qualidade de vida.

A lição aqui é clara: dinheiro é importante, mas não pode ser o único critério na escolha de um emprego. Seja leal ao CPF, mas não seja fiel ao CNPJ. Não caia no papo de vestir a camisa de uma empresa e sacrificar sua saúde, família e relações pessoais por conta do trabalho. Quando deixar de ser útil para a empresa, você será demitido. Uma empresa visa apenas ao lucro, não ao equilíbrio entre o bem-estar pessoal e profissional de seus funcionários.

Quando você coloca o CNPJ acima do seu CPF, sacrifica aquilo que realmente faz a vida valer a pena. Por isso, continue estudando, aprimorando suas habilidades e valorizando seu passe no mercado. Se encontrar algo melhor, que te pague mais, que ofereça mais conforto e qualidade de vida, não hesite: vá!

No fim do dia, o trabalho serve para que tenhamos os recursos necessários para realizar nossos sonhos, e não para nos manter acorrentados para sempre no mesmo lugar.

Como eu aprendi a odiar o meu emprego dos sonhos

Não existe trabalho ruim, ruim é ter que trabalhar.

— Seu Madruga

Desde que me conheço por gente, gosto do cinema. Culpa do meu pai. No começo dos anos 1990, essa era a principal atividade no nosso tempo de lazer. Não costumávamos ir jogar bola no parque, nem frequentar jogos de futebol ou ir ao shopping. Nosso negócio era ir ao cinema.

Andávamos até o ponto de ônibus onde esperávamos um trólebus — uma espécie de mistura de ônibus com bondinho, que anda movido por energia elétrica alimentada por uma vara que se conecta a fios de eletricidade e que, surpreendentemente, circula até hoje pela capital.

A bordo do veículo, cruzávamos o bairro da Mooca até desembarcar na Praça da Sé. Caminhávamos o último quilômetro de percurso por mais alguns cartões-postais da capital: ao sair da rua Direita, a gente atravessava o Viaduto do Chá, passando próximo ao Teatro Municipal, da finada loja de departamento Mappin, do Vale do Anhangabaú, até chegar na beira da Praça da República, onde se localizava o apaixonante Cine Marabá.

O cinema de rua foi um dos mais importantes da cidade durante as décadas de 1940 e 1950, sendo uma das estrelas da Cinelândia Paulistana, um charmoso quarteirão da capital que abrigava algumas das mais luxuosas salas de cinema da cidade. No caminho para o Marabá, meu pai me encantava com histórias de filmes e celebridades que haviam passado por aquela rua e como ela era importante para o cinema e seus fãs.

Mesmo já em certo estágio de decadência, aquele cinema do centro ainda ostentava um pouco do esplendor dos bons tempos, com sua arquitetura repleta de ânforas e ornatos, uma tela gigantesca para os padrões da época e capacidade para 1600 pessoas. Foi nesse espaço, em sessões lotadas, que eu fui apresentado a algumas das mais maravilhosas histórias do cinema: *Jurassic Park*, *Independence Day*, *Free Willy*, *Família Addams*, *007 contra GoldenEye*... Mais gostosas do que as sessões dos filmes eram as voltas para casa.

Lembro de atravessar encantado as ruas do centro, pensando em aventuras pelo espaço, em como seria ser um agente secreto a serviço de Sua Majestade e em quais daquelas pessoas que passavam por lá poderiam ou não ser alienígenas disfarçados.

Se no cinema do centro eu era apresentado às novidades do cinema da minha época, em casa meu pai me deu uma aula sobre o que veio antes de eu nascer. Em seu antigo trabalho, um amigo do meu pai comprou um aparelho onde conseguia copiar fitas VHS. Logo, ele e outros colegas alugaram diversas fitas na locadora para poder copiar e tê-las em casa.

Foi assim que conheci Spielberg, John Hughes, Wes Craven, Tom Cruise, Keanu Reeves, Sharon Stone, Michelle Pfeiffer e muitos outros talentos de Hollywood — em muitos filmes que provavelmente não eram apropriados para minha idade, mas aquele bonde já havia partido fazia tempo. Estava apaixonado por cinema.

A paixão por cinema me fez querer saber mais sobre filmes, e ter nascido antes de a internet se popularizar tornava isso um desafio. Não havia sites, canais do YouTube ou redes sociais para saber mais daquilo que tanto amava. Os filmes eram um enigma a ser solucionado. Quem fez tal filme? Qual é o significado dessa cena? O que aconteceu com esse ou aquele ator? Mas tinha um lugar em que eu poderia recorrer para alimentar minha paixão pelos filmes todos os dias: o jornal.

Na adolescência, era comum acordar para tomar café da manhã e meu pai já ter separado para mim a sessão Ilustrada da *Folha* e, às sextas-feiras, o

Guia da Folha, para ler as críticas dos filmes, novidades do cinema e saber o que rolava no mundo da sétima arte. Nascia aí minha paixão pela comunicação. Ao ler páginas e mais páginas de guias, me imaginava como seria trabalhar em um guia cultural. Ser pago para ver filmes, ir a restaurantes, shows... Algo mágico para mim, garoto de classe média baixa cujos passeios eram sempre com dinheiro contado e muitos dos meus sonhos pareciam distantes demais para se tornarem realidade.

Em 2005, passei no vestibular de jornalismo e — naturalmente — a vida me colocou onde meu coração estava: o jornalismo cultural. Comecei estagiando em um canal de TV cobrindo shows, lançamentos de filmes e de músicas. Poucos anos depois, fui escrever em um guia cultural em uma grande empresa de comunicação do país. Não era o *Guia da Folha*, como um dia sonhei, mas era bem parecido.

Nos anos em que trabalhei com guia cultural, pude cobrir lançamentos de filmes, peças de teatro, shows e aberturas de restaurantes. Tudo aquilo que sonhei, comendo um pão com manteiga e café pingado na mesa de casa. Entrevistei atores e diretores de cinema que via nas telas desde cedo. Recebi convites para jantar com fartura em restaurantes em que o salário do mês do meu pai jamais poderia pagar. Cobri alguns dos festivais de música mais badalados do país. Estava vivendo o sonho, mas me sentia bem longe disso.

Depois de quase oito anos trabalhando na área, um dia me peguei lutando para sair da cama para cobrir um importante festival de música. Algumas das minhas bandas favoritas iam tocar lá, mas eu não encontrava motivação alguma para me levantar. Praticamente me arrastei até o banheiro para tomar um longo e demorado banho. Tomei o café em minúsculas goladas para ganhar o máximo de tempo possível antes de sair de casa. No último gole gelado na xícara, peguei-me pensando: “Deus, como eu odeio meu trabalho”.

Como eu podia odiar fazer algo que eu amava tanto? Como podia não encontrar motivação para fazer algo com que tanto sonhei? Algo que diversos amigos meus consideravam o emprego dos sonhos: "Nossa, você é pago para ir comer e beber nos lugares mais legais da cidade, consegue ir em todos os shows e não precisa gastar nada com isso. Que inveja, hein?".

Longe de mim criticar o pensador chinês Confúcio, mas, ao proferir que "escolhe um trabalho de que gostes e não terás que trabalhar nem um dia na tua vida", ele deu uma leve vacilada com a rapaziada. Como eu comecei a odiar o meu emprego dos sonhos? Seria uma maldição tal qual a pata do macaco?[34]

Cuidado com o que deseja, porque você pode obter exatamente aquilo que quer. Bem, vamos por partes.

Por que trabalhamos? Dinheiro. Se você não precisasse de dinheiro, sairia da sua casa todos os dias para fazer o trabalho que executa hoje? Se a necessidade financeira não existisse, atravessaria horas de trânsito, transporte público, impropérios climáticos para passar no mínimo oito horas diárias longe de amigos e família apenas pelo prazer do que faz? Confúcio que me desculpe, mas prefiro as palavras de um outro sábio, o seu Madruga: "Não existe trabalho ruim, ruim é ter que trabalhar".

Pois bem, em pouco tempo, meu trabalho dos sonhos foi confrontado com um dilema da realidade: a necessidade de pagar contas. Jornalismo paga mal. Jornalismo cultural paga pior. Talvez por ser uma categoria de "menos importância" dentro de tantas editorias que regem um grande veículo de comunicação ou pela pouca verba de publicidade investida em veículos de entretenimento. O próprio modelo de jornalismo encontra-se numa longa crise de como se manter financeiramente ao mesmo tempo que mantém seus padrões de ética e liberdade de expressão. Some tudo isso a uma pitada de maldade do mercado. Muitos empregadores sabem que aqueles que trabalham na área são apaixonados pelas coisas que escrevem e dariam de tudo para estar naquela vaga, até mesmo abrir mão de uma boa recompensa financeira. "Ah, meu emprego paga mal, mas pelo menos eu posso ir ver os filmes e shows de que eu gosto sem ter que me preocupar", eu pensava enquanto seguia no suplício de encarar o transporte público paulistano para minha rotina de trabalho das nove às seis — nos dias de sorte em que não virava das nove às oito, nove, dez...

Conforme fui saindo do estágio e a vida adulta foi chegando, minhas necessidades financeiras foram se tornando mais complicadas. Pagar as contas de casa, trocar de carro, comprar um imóvel, planejar uma aposentadoria... tudo isso parecia inviável com o quanto ganhava.

Mesmo tendo uma ascensão profissional consideravelmente bem-sucedida — no meu último ano trabalhando de carteira assinada já estava como editor do guia cultural onde fui contratado —, eu ainda não ganhava o que achava necessário para ter uma vida adulta de qualidade. Até o dia em que levantei a cabeça e comecei a reparar uma coisa entre meus amigos jornalistas que trabalhavam comigo: "Por que não tem jornalistas velhos por aqui?".

Em muitas áreas ligadas à comunicação dentro de empresas de outros setores, é comum você ver profissionais um pouco mais velhos trabalhando, mais do que os jovens. Conforme a vida adulta vai chegando com novas prioridades — casamento, filhos, hobbies, cuidar da casa —, não são todos que querem passar o final de semana cobrindo eventos ou as noites da semana visitando bares e restaurantes, assim, muitos profissionais optam por carreiras mais estáveis no setor de comunicação de algumas empresas ou em assessorias de imprensa.

Ou seja, fazer o que ama não significa que uma pessoa vai garantir o quanto necessita para viver no estilo de vida que deseja. Sem contar que novas paixões surgem na sua vida e, se não houver um fator delimitante muito claro, você deixará de aproveitar a vida ao lado de quem ama por conta do trabalho.

Outra verdade desconfortável sobre trabalho é que, por mais incrível que seja seu emprego, sua função ou sua empresa, trabalho ainda é trabalho. Se fosse divertido, chamaria recreio.

Eu me imaginava cobrindo os filmes que amava, porém, ninguém me avisou que, para trabalhar na área, também teria que escrever sobre outros filmes. Na verdade, sobre todos os filmes.

Em 2012, estava ansioso para cobrir e escrever a respeito do lançamento do primeiro filme dos *Vingadores*, *007 — Operação Skyfall*, *Batman: O Cavaleiro das Trevas ressurge* e outras boas produções, como *As vantagens de ser invisível*, *Django Livre* e *O mestre*, porém, esse também foi o ano em que tivemos que produzir conteúdo sobre o lançamento de *A saga Crepúsculo: Amanhecer — Parte 2*. Se você trabalha com cinema em um grande veículo, cobre todos os lançamentos, não apenas os que te agradam. E mesmo assim, a parte de escrever sobre filmes ainda era prazerosa, um saco mesmo era fazer as planilhas.

Conforme fui sendo promovido dentro do trabalho, precisei começar a apresentar relatórios das minhas atividades para a direção da empresa. Isso implicava em horas e mais horas produzindo relatórios de audiência do portal em que eu escrevia, além de passar horas em reuniões de alinhamento. Isso sem contar as inúmeras microtarefas, como escrever matérias sobre pequenos eventos ou estabelecimentos que não despertavam o meu interesse.

Com o passar dos anos entrevistando diversos profissionais das mais variadas áreas, fui descobrindo que todo emprego do mundo tem o equivalente a produzir planilhas no Excel. Um exemplo claro disso são os atores de Hollywood — uma das profissões mais desejadas e glamourosas que existem, certo? Para promover um grande filme, um ator precisa participar de dezenas — em alguns casos, centenas — de pequenas entrevistas com jornalistas ao redor do mundo, respondendo, muitas vezes, repetidamente às mesmas perguntas.

É algo não apenas tedioso, mas também desgastante. Isso sem contar a rotina de gravação, que frequentemente envolve passar mais tempo dentro de um trailer esperando o set de filmagem ficar pronto do que atuando de fato. E, quando falamos sobre escolhas profissionais, a situação não muda.

Um bom ator, por mais talentoso que seja, precisa manter seu nome na mídia para continuar atuando. Isso significa, inevitavelmente, aceitar papéis em filmes de menor qualidade para garantir que, no futuro, possa participar de um projeto que realmente lhe interesse.

Um músico de sucesso terá que tocar pelo resto da vida a mesma música que o fez famoso, mesmo que já esteja enjoado dela. Um advogado precisará passar horas lendo e redigindo petições, lidando com um vocabulário técnico tedioso para resolver algo aparentemente simples. Um médico de pronto-socorro frequentemente enfrentará uma fila de pacientes com viroses ou pessoas que só querem um atestado para faltar ao trabalho, em vez de lidar com casos emocionantes de salvar vidas.

Toda profissão tem sua planilha do Excel. Não importa o quão interessante ou glamouroso possa parecer, sempre haverá tarefas repetitivas, desgastantes ou menos empolgantes.

Romantizamos demais certas profissões, achando que tudo são mil maravilhas, quando na realidade não é bem assim. Claro, muitos empregos são mais fáceis e prazerosos do que trabalhar o dia inteiro sob o sol escaldante, mas isso não significa que não haja aspectos negativos até mesmo no emprego dos sonhos.

E, para mim, o pior lado de todos é este: as paixões acabam. Ao trabalhar com o que eu amava, percebi que meu hobby deixou de ser uma atividade para relaxar no tempo livre e se tornou uma obrigação. Quando ia ao cinema com meu pai na infância, aquele era o ponto alto da minha semana. Ir a um restaurante com amigos ou namorada era o momento mais esperado do fim de semana. Um show era planejado por meses. Mas, quando tudo isso se tornou parte do meu trabalho, o encanto foi desaparecendo.

Atividades que antes eram prazerosas passaram a ser repetitivas e maçantes. Diversos finais de semana me vi sentado em um restaurante pensando se ele já tinha matéria no site em que eu trabalhava. Ou, ao assistir a uma grande estreia no cinema, me perguntava se a crítica dela já estava publicada. Aquilo que muitas pessoas fazem por lazer havia se transformado na minha obrigação — e, com o tempo, o prazer foi dando lugar ao desgaste.

Em determinado momento, decidi dar um basta. Larguei minha carreira no jornalismo cultural e criei meu próprio portal de conteúdo, dessa vez voltado para o *lifestyle* masculino. As pautas e os temas que ocupavam meu dia a dia mudaram completamente. A preocupação com o filme da semana, o restaurante recém-aberto ou o próximo festival de música finalmente ficou para trás. Aos poucos, recuperei a paixão por cinema, música e boa comida, sem a pressão de torná-los meu ganha-pão.

Ainda hoje, amigos me perguntam por que nunca criei um projeto relacionado ao cinema. Nunca cheguei a uma resposta definitiva, mas o mais próximo que consigo é isto: eu amo tanto filmes e suas histórias que não quero deixar a pressão por audiência ou dinheiro destruir essa paixão novamente. Hoje, recorro aos filmes no meu tempo livre e sou mais feliz do que quando minha vida profissional era voltada para isso.

Alguns amores não foram feitos para virar profissão. Eles existem para serem apenas amores.

Faculdade não é garantia de nada

Nós podemos ser altamente educados, mas, se estivermos sem a profunda integração de pensamento e sentimento, nossas vidas estão incompletas, contraditórias e rasgadas por muitos medos; e enquanto a educação não cultivar uma visão integrada da vida, ela terá muita pouca significação. (...) A educação deve trazer a integração dessas entidades separadas — pois, sem integração, a vida torna-se uma série de conflitos e sofrimentos.

— Jiddu Krishnamurti

Se vai fazer faculdade apenas por fazer, não faça. Apenas um em cada dez formados no ensino superior ocupa vaga equivalente à sua capacitação[35].

Ao contrário de medicina — em que todos os formados estão ocupando vagas do seu nível de escolaridade, segundo a pesquisa —, alguns cursos como enfermagem, pedagogia e administração têm um baixíssimo nível de contratação. Mesmo com ensino superior completo, não é apenas o diploma que garante uma vaga no mercado de trabalho. Pior: muitas vezes, o valor da vaga conquistada após a formatura pouco compensa o valor gasto no decorrer do curso. Logo, melhor nem fazer faculdade, certo? Errado.

O ganho salarial de quem tem ensino superior completo é em média 126% maior do que o de pessoas com ensino médio ou superior incompleto[36]. Mais de 90% dos CEOs do Brasil têm ensino superior completo. Boa parte das melhores vagas de concurso público no país exige a formação em uma faculdade.

O primeiro grande erro está em contar apenas com o diploma para conseguir um emprego. Esqueça o diploma, ele é apenas um pedaço de papel. Foque a maior qualidade que uma faculdade te oferecerá: convivência com pessoas de sua área.

Dificilmente você estará tão cercado por pessoas da sua área quanto quando está na faculdade. A começar pelos colegas da sua classe que provavelmente transitarão pelas mais diversas funções dentro do mesmo mercado de trabalho.

Uma boa relação com eles garante pelo menos um café quando estiver em busca de uma vaga. Portanto, um aluno que apenas chega na sala de aula, senta, assiste e vai embora, sem ao menos fazer uma conexão, está perdendo uma oportunidade incrível de expandir um networking que pode usar no futuro. Essas relações podem começar em conversas no intervalo ou na mesa de bar após a aula. Sim, a mesa de bar tem o seu valor.

Inclusive, é no bar da faculdade que muitas vezes você tem contato com alunos de outro ano, os veteranos que podem já estar inseridos no mercado de trabalho e ajudar você a não só entender qual é a melhor área, como também ajudar em uma indicação para uma vaga. Posso listar diversos casos de colegas de turma — eu incluso — que se ajudam com indicações de vagas para amigos e amigas que frequentavam as mesmas mesas de bar. Lembre-se: pessoas são seu maior ativo.

Além disso, todas essas conexões ajudarão a entender melhor o mercado em que você irá se inserir em breve. Muitas pessoas têm uma visão romantizada de seus cursos, e isso não é por acaso. Saímos da escola, onde somos extremamente mimados, para a faculdade, que vem como um tapa na cara. Lembro de achar que todo mundo que cursava jornalismo teria vaga nas redações dos grandes jornais. Mal sabia eu que boa parte dos meus colegas acabaria indo trilhar carreira em assessorias de imprensa ou comunicação interna das empresas, sequer chegando perto de um jornal.

Vai ser na conversa de corredores da faculdade que você entenderá como está o mercado de sua futura carreira. Quais áreas pagam mais? Quais pagam menos? Quais precisam de mais qualificação? É preciso ter um olhar atento e vontade de entender isso. Um estudante de direito que não tenha pai ou parente dentro da área entra na faculdade sem muito rumo a seguir. Civil, penal, trabalhista, ambiental ou familiar?

Dentro da faculdade, você pode contar com o suporte não só dos professores, como também dos colegas — veteranos ou não —, para entender como são as dinâmicas do mercado. Professores também são um recurso importante a ser explorado.

Existem alguns perfis de professores: os que ainda estão inseridos no mercado de trabalho e dão aula na faculdade para ter uma renda extra, os que já saíram da área de atuação, mas ainda têm seus contatos dentro do mercado e aqueles que seguiram o caminho acadêmico e ainda têm colegas de formação no mercado. Independente de qual perfil, professores são um meio muito bom para medir a temperatura do mercado de trabalho e se conectar com quem provavelmente assina as contratações na empresa.

Lembro de um dos primeiros estagiários que contratei, o Ezio. Na época, era editor de um portal e, por conta de minha posição, era chamado de tempos em tempos para dar palestras em algumas faculdades. Um dia, após uma dessas palestras, me sentei para tomar café com um professor de jornalismo de uma renomada faculdade da cidade.

Entre uma fofoca e outra do mercado de trabalho, comentei que precisava muito de um estagiário para me ajudar com algumas entregas específicas e que ainda não tinha encontrado alguém que me brilhasse os olhos. Foi quando o professor disse que meus problemas estavam solucionados. Puxou o celular do bolso e encaminhou o e-mail de Ezio, um dos melhores alunos da turma, que comentara que precisava de um emprego. Poucas vezes na vida fiz uma contratação tão certeira.

O rapaz era tudo e mais um pouco do que eu precisava. Nos anos em que trabalhamos juntos, ele fez um trabalho incrível, que foi reconhecido não só internamente como externamente. Hoje, ele trabalha para o Google em uma posição responsável por um alto faturamento.

Lições podem ser aprendidas aqui. Ezio poderia ser um bom aluno, mas, se não tivesse uma boa relação com seu professor, jamais teria sido indicado, muito menos contratado. Se Ezio não demonstrasse interesse para o professor, ele não teria o currículo pronto em um e-mail para me encaminhar. Se Ezio fosse um babaca, jamais teria tido as chances que teve.

Não foi o diploma de Ezio que garantiu a contratação para ele, mas sua capacidade pessoal de lidar com pessoas e suas capacidades de demonstrar um bom trabalho, dentro e fora da faculdade.

Uma reclamação comum no mercado de trabalho é de recém-formados sem experiência reclamando que muitas vagas pedem experiência para serem contratados. Existem outras possibilidades que uma universidade oferece que vão além da sala de aula:

* Centro acadêmico: organização que atua como voz dos estudantes, representando seus interesses e preocupações junto à administração da faculdade e outras esferas. Dentro de um centro acadêmico, você terá a oportunidade de organizar eventos e palestras, desenvolver projetos sociais, promover eventos culturais enriquecedores para a formação acadêmica e social dos alunos.
* Atlética: organização responsável por realizar atividades esportivas dentro da faculdade. Dentro de uma atlética, você pode ter experiências administrativas para organizar treinos, eventos esportivos, festas e ações sociais.
* Agência júnior: organização formada por estudantes de cursos superiores, geralmente nas áreas de Comunicação, Marketing, Publicidade e Design, que oferece serviços profissionais a preços acessíveis.
* Projetos de extensão e grupos de pesquisa: aqui você pode envolver-se em projetos de extensão universitária que atendem à comunidade e aplicam conhecimentos acadêmicos, além de participar de grupos de pesquisa

sob a orientação de professores, contribuindo para estudos acadêmicos e publicações científicas.

* Palestras e workshops: normalmente, boas faculdades oferecem oportunidades de conhecimento além da sala de aula. Participar de palestras, workshops e seminários que ajudem a desenvolver habilidades específicas e ampliem o conhecimento sobre a área de atuação. Um excelente espaço para conhecer outros profissionais dentro da área que normalmente não conheceria.
* Laboratórios e outros: muitas faculdades possuem espaços onde os alunos possam desenvolver atividades relacionadas ao curso. Em jornalismo, por exemplo, tínhamos o jornal da faculdade, um estúdio de TV que transmitia programas internamente e um estúdio de rádio.

Essas atividades não apenas enriquecem o currículo, mas também ajudam a desenvolver habilidades práticas, networking e uma melhor compreensão do mercado de trabalho.

Tive a oportunidade de participar do jornal da minha faculdade, de frequentar workshops, palestras e semanas acadêmicas de jornalismo. Porém, o que mais me marcou foi minha experiência dentro da Atlética. Fui mascote, secretário, presidente e diretor de comunicação dos Jogos Universitários de Comunicação e Artes de São Paulo — um evento que reunia cerca de 8 mil alunos para uma disputa de quatro dias em uma cidade do interior.

Esse evento envolvia não apenas a realização de dezenas de partidas esportivas, em várias modalidades e gêneros, mas também a gestão de toda a infraestrutura para receber os alunos: alimentação, festas, saúde, segurança e, o maior desafio, lidar com jovens de 20 e poucos anos ávidos por causar confusão.

O que aprendi na Atlética equivale a um curso superior à parte. Passei noites mal dormidas aprendendo como administrar verba para pagar treinos, treinadores e ainda garantir fundos para organizar eventos. A logística era um desafio por si só: transportar com segurança mais de seiscentos alunos da faculdade, em São Paulo, para o interior. Isso exigia alugar ônibus, contratar seguranças, planejar refeições e festas e garantir que tudo ocorresse sem incidentes.

Na atlética, aprendi como fazer um balanço fiscal, emitir notas, negociar com fornecedores e fechar contratos de patrocínio. Foi uma experiência que me ensinou habilidades práticas, como gestão financeira, planejamento estratégico e organização de eventos. Embora tenha custado muito em saúde e noites sem sono, a experiência na Atlética me proporcionou uma bagagem única, especialmente útil para empreender.

Quem toca um evento como um jogo universitário consegue ajudar a administrar qualquer empresa com tranquilidade. Nada é mais caótico do que um evento universitário.

A quantidade de habilidades interpessoais que tive que desenvolver nesses eventos foi absurda, tanto para lidar com os alunos mais problemáticos quanto para lidar com problemas de esfera mais simples. Nenhum diploma tem o valor dos três anos de gestão de que fiz parte.

Entenda: apenas um curso superior não significa mais nada. Qualquer pessoa com um pai com dinheiro ou que tenha uma boa nota no Enem terá uma formação no ensino superior. É preciso de um pouco de tempero para tornar o seu perfil mais atrativo para o mercado de trabalho.

As atividades acima não só recheiam seu currículo como aumentam seus conhecimentos e mostram que é uma pessoa interessada e dedicada. Todo currículo conta uma história. É importante se atentar a qual história o seu irá contar. Isso envolve oportunidades de estágio também.

Se o seu currículo conta uma história, o estágio deve ocupar as primeiras linhas. Não trabalhe apenas por trabalhar, tente engajar na área que quer seguir. Um aluno que estagiou quatro anos em direito penal e após a formatura quiser se inserir no direito trabalhista encontrará desafios. Departamentos de RH têm o hábito de colocar cada candidato em uma caixinha.

Comecei minha carreira na área do teatro. Isso me dificultava em algumas vagas, mas foi essencial para que eu fosse contratado como estagiário de roteirista em um canal de TV. Lá, trabalhei em um programa de músicas e na produção de um programa de entrevistas, onde minha bagagem cultural foi altamente valorizada. Pouco tempo depois, surgiu a oportunidade de morar fora do país.

Quando voltei, tive dificuldade de encontrar um emprego e acabei aceitando uma vaga no Sindicato de Corretores de Imóveis de São Paulo. Era um trabalho tedioso e distante do que eu queria para a minha carreira. Não demorou para que eu desistisse do estágio e começasse a procurar outra oportunidade. No entanto, enfrentei dificuldades em ser chamado para entrevistas. Foi quando um professor analisou meu currículo e sugeriu que eu removesse a experiência no sindicato.

Depois disso, as entrevistas começaram a aparecer, e logo fui contratado para trabalhar em um guia cultural. Veja a lógica aplicada aqui: minha experiência produzindo eventos culturais me abriu a porta para o canal de TV. Essa vivência, somada ao meu conhecimento em teatro, tornou-me uma boa aquisição para o guia cultural, onde passei a escrever sobre shows, eventos, cinema e peças teatrais. Cada passo da minha trajetória profissional estava interligado.

Além disso, ao longo desse período, fui contratado como freelancer diversas vezes para cobrir eventos universitários e fazer fotografias. Isso mostra que seu currículo conta uma história — e os recrutadores estão interessados em segui-la de maneira coesa.

Existe a possibilidade de transitar por áreas muito diferentes? Talvez. Mas, se você conseguir escrever uma história concisa, clara e alinhada aos objetivos do mercado, suas chances de sucesso aumentam significativamente.

Empreender não é para qualquer um

E com o bucho mais cheio, comecei a pensar / Que eu me organizando, posso desorganizar.

— Chico Science

Não é porque você teve uma ideia que ela vai dar certo. Olhe no seu bairro. Veja todos os comércios que estão de portas fechadas.

Todos eles já foram uma boa ideia um dia. Ninguém começa um negócio achando que ele vai dar errado. Pelo contrário, começa por achar que vai dar certo. Uma carga excessiva de otimismo pode ser o primeiro sinal de que seu negócio vai dar errado.

O que mantém um negócio rodando não é uma boa ideia, e sim toda a estratégia comercial alicerçada em controle de fluxo de caixa, um bom entendimento tributário, uma excelente gestão de colaboradores e um tanto de sorte. Um negócio que quer se manter vivo precisa mais do que uma boa ideia, precisa de uma visão financeira fria.

Segundo um levantamento da BigDataCorp, uma empresa de análise de dados da América Latina, mais da metade das empresas que foram registradas no Brasil não sobrevivem por três anos; em cinco anos, a taxa de fechamento sobe para 89%; e, após dez anos, cerca de 90% das companhias abertas encerram as operações[37].

Todas elas foram uma boa ideia em algum momento.

De acordo com um estudo do Sebrae[38], baseado em dados da Receita Federal e pesquisas de campo, muitas das empresas que fecham apresentam características em comum:

* Gestão com baixo preparo pessoal, com pouca ou nenhuma experiência no setor de atuação.

* Falta de conhecimento sobre o mercado em que atua e como funciona a gestão empresarial.
* Menor acesso a crédito e poucas iniciativas de capacitação ou aperfeiçoamento.
* Pouca proatividade em adaptar seus produtos e serviços a demandas do mercado.

Esse estudo aponta que 17% das empresas que fecharam não realizaram nenhum planejamento formal. Dos que se planejaram, 59% fizeram considerando apenas um horizonte de seis meses, sem montar um caixa ou uma gestão que considerasse momentos de crise. Pasme: o mesmo estudo mostrou que quase 50% dos pequenos empresários do país não sabem dizer se têm lucro ou prejuízo.

Abrir um negócio exige mais do que força de vontade e frases repostadas nos stories do Instagram. Exige muito estudo, planejamento e muitos, mas muitos entendimentos tributários para lidar com os impostos do nosso país. Normalmente, essa é a parte chata que fica de fora dos posts motivacionais nas redes sociais ou no discurso inflamado que diz para você começar seu próprio negócio. E eu entendo por quê. Tente não achar as próximas linhas extremamente entediantes:

Uma empresa do modelo Simples Nacional com faturamento de até cerca de 97 mil reais — esse valor pode mudar de ano para ano — terá que arcar com uma boa série de impostos. Uma empresa de comércio paga até 19% de impostos em cima do seu faturamento, uma indústria paga até 30%, e outros serviços, como de vigilância, limpeza ou conservação, podem pagar até 33%.

Isso sem contar com outros impostos que mudam de cada modalidade de empresa, como o IPI (Imposto sobre Produtos Industrializados), imposto para indústrias e empresas que comercializam produtos industrializados; ICMS (Imposto sobre Circulação de Mercadorias e Serviços), para empresas de comércio, serviços de transporte, comunicação, importação de produtos ou serviços; ISS (Imposto sobre Serviços de Qualquer Natureza), para empresas que oferecem serviços.

Além disso, ainda há a contribuição do FGTS e do INSS de cada funcionário da empresa, assim como pagamentos como PIS (Programa de Integração Social), uma contribuição para financiamento de benefícios trabalhistas, e o Cofins (Contribuição para o Financiamento da Seguridade Social): destinada à seguridade social, como saúde e previdência. E vale ressaltar que esses são alguns exemplos, tendo em vista que muitos outros impostos foram deixados de fora, já que cada tipo de negócio, estado e cidade tem seus próprios impostos específicos que precisam ser pagos.

Essa é a parte chata que fica de fora de qualquer discurso simplista de "vá vender água no farol para fazer seu próprio dinheiro". Empreender em um país com cargas tributárias e trabalhistas tão complexas como o Brasil exige fazer planilhas e contas. Muitas contas. Uma boa gestão financeira é mais importante do que qualquer boa ideia para sua empresa sobreviver além do primeiro ano.

* Quanto a sua empresa vai faturar em um mês?
* Quanto irá gastar com aluguel, contas de água, luz, internet e outros fornecedores?
* Quanto os impostos comem do seu faturamento ao final de cada mês?
* Quanto custa cada funcionário e o quanto eles rendem?
* O quanto você mantém no caixa da sua empresa para momentos de necessidade?

Boas práticas de gestão financeira e tributária não farão uma ideia ruim ser mais lucrativa, mas ajudarão a manter uma ideia boa rodando no mercado. Porém, esse princípio vai além da ganância do lucro em curto prazo que muitos empreendedores têm. Um exemplo básico disso é a dificuldade de muitos em separar as finanças pessoais e as da empresa.

Por ter livre acesso às finanças da empresa, muitos administradores misturam os gastos empresariais — aluguel, pagamento dos funcionários, pagamento de fornecedores — com gastos do dia a dia — Netflix, mensalidade da escola do filho etc. Isso quando não colocam pagamento de conta de cartão de crédito e prazeres pessoais no cartão da empresa como extensão do seu crédito pessoal.

Essa é uma maneira incrível de zerar o caixa da sua empresa, além de garantir uma ótima discussão caso tenha sócios. Mas vamos falar de sociedade logo mais.

Um bom administrador de empresa, por mais que seja dono, tem seu trabalho remunerado por meio de um pró-labore fixo, além da distribuição de lucros de tempos em tempos. De resto, todo dinheiro da empresa permanece na empresa para que ela possa continuar existindo com um caixa saudável.

Quantas famílias você conhece que têm uma reserva financeira sólida? Algo em torno de seis a nove meses do seu custo mensal para um momento de crise? Eu consigo lembrar de poucas.

Na minha própria casa, qualquer emergência financeira significava meses de crise, cortes drásticos em gastos que não foram planejados e muita, muita discussão entre meus pais. Um vazamento no telhado que necessitasse de um pedreiro e uma obra de última hora era sinal do fim dos tempos de paz.

Uma empresa está suscetível aos mesmos problemas quando não tem caixa e gordura suficiente para queimar durante um momento de crise. Um exemplo claro disso é que, só durante o primeiro ano da covid-19, cerca de 600 mil empresas fecharam as suas portas, mas não é sempre uma pandemia que vai testar a longevidade do seu negócio.

Mudanças na dinâmica do mercado, uso de ferramentas novas, chegada de novos concorrentes ou uma crise econômica global: tudo isso acontece com mais frequência do que gostaríamos e, mesmo assim, os administradores não se preparam.

Dificilmente uma pessoa que faz uma má gestão de seu próprio dinheiro saberá conduzir bem as questões financeiras da própria empresa. Infelizmente, nem todos poderão terceirizar essa gestão para alguém, e mesmo os que terceirizam precisam ter o mínimo de conhecimento para poder entender o que seu funcionário está fazendo.

A gestão financeira é o principal termômetro da longevidade de uma empresa, e um controle rigoroso do fluxo de caixa é fundamental para que um administrador possa fazer aquilo que ele quer fazer. Tudo isso também dependerá do uso de uma série de softwares e ferramentas online que precisam ser dominadas para que a empresa continue existindo.

Novamente, uma parte burocrática, sistêmica e chata se mostra primordial para a gestão de um negócio. Algo que vai muito além de motivação e força de vontade. Exige paciência, disciplina e estudo, princípios muito difíceis de serem vendidos em um discurso motivacional em redes sociais feito apenas para gerar likes.

Separei alguns tópicos rápidos para refletir caso acredite que empreender seja perfeito para você:

* Tenha um plano de negócios: estude o que é um plano de negócios e faça o seu. Como sua empresa ganhará dinheiro? Como ela vai escalar? Quais ativos precisa?
* Esqueça parentes e amigos: por mais que eles ajudem no começo comprando uma coisinha ou outra, dificilmente vão ajudar tanto quanto imagina. Pior, muitos ainda vão pedir de graça o que você vende.

* Não venda fiado: as pessoas não pagam o dinheiro que devem ao banco, por que pagariam a você? Sua ingenuidade não é uma qualidade, é apenas algo que vai quebrar sua empresa.
* Estude muito sobre gestão financeira: Abra a planilha do Excel e vá estudar. O quanto você fatura? Quanto paga a fornecedores? Quanto lucra? Quanto mais controle tiver do caixa da sua empresa, mais visão terá de como ela está indo.
* Tenha salário: não utilize o caixa da empresa como uma fonte de dinheiro infinito. Separe bem o que é o seu dinheiro e o da sua empresa.
* Pesquise muito: poucos centavos podem significar uma maior margem de lucro no fim do mês. Pesquise fornecedores, entenda quem vai te oferecer mais rápido, melhor e mais barato. Visite feiras, eventos, fóruns de internet, o que for necessário para achar qual o melhor canal para ter maior margem de lucro.

Ninguém te ensina a ser chefe

Um líder é melhor quando as pessoas mal sabem que ele existe. Quando seu trabalho é concluído, elas dirão: "Nós fizemos isso sozinhas".

— Lao Tsé

Acontece nas melhores empresas. Carlinhos é um ótimo engenheiro. Sua capacidade de desenvolver e entregar projetos é acima da média. Desde a faculdade, Carlinhos se destacava com os professores pela qualidade dos trabalhos que entregava e pela capacidade de se debruçar em cima de processos lógicos e entregar um bom resultado final. Aos poucos, a qualidade de seu trabalho vai fazendo com que ele escale os difíceis degraus do mundo corporativo.

De estagiário, ele foi para analista júnior, pleno e sênior, até o dia em que finalmente é promovido a coordenador e ganha seus primeiros funcionários para gerenciar. Nesse momento, a história de sucesso corporativo de Carlinhos se torna uma história de terror para todos aqueles que serão liderados por ele. Todo conhecimento técnico dentro da área, desenvolvido por anos, já não vale mais de nada, porque agora a sua principal missão não é mais lidar com cálculos de raciocínio lógico, mas sim com a matéria mais inconstante e volátil do mundo: a mente humana. Se a faculdade já não prepara para o que vai acontecer no mercado de trabalho, acredite: nenhum curso de ensino superior te ensina a ser chefe.

Temos a tendência de promover profissionais com bom domínio técnico dentro de sua área — por muitas vezes com reconhecimento de seus colegas —, porém, ser líder tem muito mais a ver com ser empático, conhecer como lidar com pessoas e lidar com suas dinâmicas. São as chamadas habilidades interpessoais que se mostram cruciais para o desenvolvimento de uma equipe. Entre elas estão:

* Escuta ativa: a capacidade de ouvir atentamente as preocupações, sugestões e ideias dos membros da equipe, entendendo seus dilemas profissionais e até mesmo pessoais relacionados ao trabalho. Um bom chefe deve ser capaz de perceber as emoções e as necessidades dos membros da equipe e entender como desenvolvê-los e apoiá-los ao longo de sua gestão.
* Capacidade de dar feedback: a habilidade de avaliar o trabalho de um membro da equipe e formular uma crítica construtiva que ajude na capacitação profissional do mesmo dentro do time e da própria carreira.
* Gestão de conflitos: um bom líder terá que lidar com desentendimentos e conflitos das mais diversas esferas. Sejam sentimentos pessoais dentro do próprio time, sejam diferenças entre setores ou do seu time com decisões superiores. É preciso saber lidar de maneira justa nesses momentos, tentando manter a harmonia no ambiente de trabalho da melhor maneira possível.
* Capacidade de tomar decisões: Ser capaz de tomar decisões eficazes e equilibradas que consideram tanto os objetivos da sua empresa quanto os de seus liderados.
* Adaptabilidade: Não bastasse ser bom com pessoas, um bom líder deve manter espaço para o aperfeiçoamento para lidar não só com novas tecnologias — como surgimento das IAs — como também com novas dinâmicas de trabalho — como a popularização do home office ao longo da pandemia — e novos comportamentos de funcionários — a chegada da Geração Z no mercado de trabalho.
* Integridade e ética: enquanto lida com todas as dinâmicas pessoais de seu time, um bom líder também deve lembrar de agir da maneira ética, honesta e transparente, tratando todos seus liderados de maneira justa e equitativa.

Existem muitas outras qualidades que se mostram necessárias para que um bom gestor lidere seu setor e funcionários rumo a bons resultados enquanto tenta manter o mínimo de qualidade de vida. Infelizmente, são poucas as empresas que investem o suficiente na capacitação de seus funcionários para cargos de liderança, tanto que um termo foi criado para retratar essa situação: o princípio de Peter.

Criado pelo pesquisador de RH canadense Laurence J. Peter, em 1969, o princípio observa o movimento de algumas empresas de promoverem seus colaboradores de acordo com o bom desempenho dentro de um cargo até chegarem a um nível de incompetência. Vão subindo hierarquicamente até um cargo em que é necessário um conjunto de habilidades diferente do que as que o trouxe até aqui.

Em algumas outras situações, também temos a pessoa que era muito boa em uma determinada atividade e resolveu empreender abrindo sua própria empresa, sendo confrontada com o mesmo cenário, só que agora com o agravante de que, além de ser chefe, também é a responsável pelo rumo da empresa.

Os efeitos de um chefe ruim são prejudiciais não só para o funcionário, mas para a empresa em si. Uma equipe desmotivada entrega menos e com menos qualidade, sem contar que, em um ambiente onde o esforço individual não é reconhecido, por que um funcionário daria sugestões de melhorias em processos que ajudariam a empresa? Quanto mais motivado e incentivado um time, mais dispostos os colaboradores estão em fazer com que a empresa alcance seus resultados finais.

Outro sintoma de uma má liderança é um alto *turnover*: a taxa de rotatividade de colaboradores de uma empresa que mede a relação entre o número de pessoas que entram e saem. Um funcionário que não consegue ter perspectiva de crescimento e que está desmotivado e ainda tem que lidar com um chefe ruim encontra motivos de sobra para trocar de empresa. Ao perder seus talentos, uma empresa perde dinheiro.

O custo para repor talentos no mercado causa impacto direto no caixa da firma. Imagina uma loja que tem um vendedor brilhante, mas acabou perdendo-o por conta de atritos com um gestor ruim. A loja agora terá que encontrar outro vendedor no mercado com o mesmo talento ou treinar alguém para suprir o número de vendas que seu antigo funcionário fazia.

Um bom chefe não precisa ser como a professora legal do primário que trata a todos com um beijo na testa e deixa estrelinhas douradas no caderno de seus alunos; precisa ser um braço firme para guiar seus liderados rumo aos objetivos da organização, mas com a agenda flexível para lidar com nuances das relações humanas presentes em um ambiente corporativo. Se não é pela empatia com outras vidas humanas, que seja por saber que lidar bem com gente fará com que ele seja mais bem-sucedido em suas metas.

PRINCÍPIOS BÁSICOS DE UMA BOA LIDERANÇA

APRENDA A SER CLARO

Esta é uma das maiores dificuldades de ocupar um cargo de liderança: conseguir transmitir suas ideias e desejos para seus liderados. Quando executamos determinadas tarefas, elas podem nos parecer muito mais simples do que realmente são. Um colaborador dificilmente saberá o que se passa na cabeça de seu chefe quando recebe uma instrução pela metade ou que não seja clara o suficiente sobre como deve ser executada.

Ao falar "pinte uma parede", você não está especificando de que cor quer que ela seja pintada, nem com que tipo de pincel e em quanto tempo quer que a tarefa seja executada. Se todas as paredes do escritório são amarelas e o funcionário encontrar uma lata de tinta branca, pintando dessa cor, ele não está errado, afinal, nunca foi especificado que cor era para ser pintada. Nunca subestime o poder das pessoas de tomar as decisões mais rápidas — por mais burras que pareçam — só porque é conveniente. Quanto mais claro e objetivo for em suas instruções, menos espaço abre para interpretações.

Um outro bom conselho é sempre registrar seus pedidos e interações para, caso precise mostrar que seu pedido foi claro, tenha de onde resgatar o histórico da conversa. Mesmo que seu pedido inicial seja oral, registre o pedido por escrito.

OUVIR VALE OURO

Se aprender a falar é importante para ser um bom chefe, ouvir é duas vezes mais importante. Um chefe ruim está tão ocupado em falar sobre si próprio e dar ordens que esquece de entender o time que lidera. Reserve um tempo para conversar individualmente com membros do seu time sobre como anda o trabalho, quais partes estão com mais dificuldade e onde há espaço para melhora.

Mais do que dar ordem, é preciso entender onde estão os pontos a serem melhorados. Um chefe se resume a pedir que seus funcionários produzam mais, mas um bom chefe é aquele que faz questão de entender onde estão os processos que precisam ser refinados e quais não precisam ser alterados.

CRIE UMA CULTURA DE FEEDBACK

Esta é uma das partes mais delicadas do trabalho de um líder: saber comunicar como está o trabalho de seu colaborador. Algumas pessoas são mais sensíveis a críticas, podendo lidar com raiva ou desmotivação ao receberem uma avaliação negativa.

O feedback é a melhor maneira de um funcionário entender se está fazendo um bom trabalho. Através desse processo, um bom líder consegue ir desenvolvendo seu time para a execução das tarefas diárias. De acordo com um levantamento realizado pela FIA Employee Experience, cerca de 20% das pessoas no Brasil sentem que não recebem feedback o suficiente de sua gestão.[39]

É comum um chefe deixar o feedback para o seu time de lado por conta de uma sobrecarga de tarefas — deixando isso de lado para continuar sendo produtivo — ou até mesmo por medo. Gostamos de ser gostados. Um feedback negativo pode acabar prejudicando a relação pessoal que um líder tem com seu funcionário, porém, dentro do ambiente de trabalho, é necessário deixar esse limite bem claro.

SEJA AMIGO, MAS NEM TANTO

Ao assumir um cargo de poder, você perceberá como muitas pessoas mudarão o tratamento apenas para preservar seus cargos ou conseguir benefícios. É comum se seduzir pelo puxa-saquismo corporativo e se encantar com o tratamento especial que receberá, mas é importante frisar que o puxa-saco nem sempre é um bom funcionário.

Essa confusão entre o que é o lado pessoal e o lado profissional impede o pragmatismo necessário para delegar tarefas no dia a dia. Ao tentar seguir o ímpeto de ser legal, um chefe pode se tornar incompetente. Você nunca deve ser injusto como chefe, mas também não pode ser incompetente.

ALINHE OS OBJETIVOS

Essa talvez seja uma das partes mais complicadas. Se deixar, uma empresa faz seus funcionários trabalharem 24 horas por dia sem parar para aumentar ao máximo o lucro da mesma.

Do lado do funcionário, se possível, ele trabalharia na escala 0x7, 0 dias trabalhados por 7 na praia recebendo integral. A função de um bom chefe é — ou deveria ser — alinhar os dois lados. Como alcançar os objetivos propostos pela empresa sem drenar cada gota de vida de cada um de seus colaboradores?

SEJA HUMANO

De todos, este talvez seja o item mais importante da lista. Todo trabalhador quer dignidade. Quer poder ir ao seu trabalho, cumprir suas tarefas e voltar para casa para realizar seus sonhos com sua família e amigos, com o salário conquistado a cada gota de suor. Ser chefe é entender não só que pessoas são seus ativos, mas que cada uma é diferente uma da outra, com suas complexidades a serem analisadas.

Um funcionário mais velho que tem filhos terá necessidades e disposição diferentes de um mais novo que é solteiro e ainda mora com os pais. Um bom chefe deve ser justo com todos e entender a régua de que precisa para analisar cada situação individualmente sem cometer o erro de ser injusto com aqueles que lidera. O bom senso e a razão devem imperar acima da vontade de apenas gritar ordens por aí.

LIÇÕES SOBRE TRABALHO QUE SEUS PAIS NÃO TE ENSINARAM (MAS VOCÊ DEVERIA SABER)

TRABALHO NÃO É UM PASSEIO

Na escola ou na faculdade, quando um professor pedia um trabalho aos meus colegas de classe, era comum ver alguns se esquecerem de fazer ou até mesmo atrasarem a entrega e pedirem para o professor dar um prazo a mais. No ambiente de trabalho, as coisas não funcionam assim.

Um atraso em uma entrega pode significar não só prejuízo para a empresa — o que é ruim e te faz um péssimo funcionário — como também pode comprometer o trabalho de outros colegas — o que te faz um canalha. Quer ferrar o seu trampo, tudo bem. Vai atrapalhar o dos outros? Aí já é sacanagem demais.

Lidar com suas demandas e entregas com a mesma displicência que lidava com seus trabalhos de artes na quarta série fará com que termine com uma demissão por justa causa.

Não vai conseguir entregar algo no prazo? Fale com seu chefe, de preferência com bastante antecedência; nada de avisar uma hora antes que o relatório mensal de vendas não estará pronto para a reunião com a diretoria.

Outra coisa importante: muitas empresas te darão um treinamento mínimo e te jogarão para fazer uma tarefa, esperando que complete as lacunas que estão faltando. Injusto? Sim. Quer manter o emprego? Complete as lacunas que estão faltando. Observe, converse, faça o possível para entender como aquele espaço funciona e como suas tarefas precisam ser realizadas.

Esperar que seu chefe te trate com o mesmo paternalismo que seus professores tratavam é ingenuidade, e isso não é uma qualidade em adultos.

FUNCIONÁRIO É MEDIDO PELO RESULTADO

Funcionário é medido pelo resultado, não pelo esforço. A gente passa a vida inteira ensinando que o que importa é competir, mas a real é que, no mercado de trabalho, o importante é ganhar... dinheiro.

Se for contratado por uma empresa e, passando o período de adaptação, não começar a trazer resultados para casa, dificilmente continuará muito tempo empregado. Um chefe pode reconhecer o esforço de um empregado, porém, se no fim do dia não conseguir cumprir as metas, tem pouco valor para a empresa.

Num mundo capitalista, um funcionário é medido pelo que ele gera, não pelo quanto ele se interessa pelo que está fazendo, a não ser que seja parente ou amigo de alguém da chefia. Aí, as regras não se aplicam a você.

EMPRESAS VISAM AO LUCRO

As empresas querem ganhar dinheiro, não se tornar um lugar maneiro para você conviver com a rapaziada. Seu contrato é uma utilidade para um negócio. Enquanto for útil ou se manter bem conectado — terá seu valor. Quando não tiver, é rua.

Essa é a dura realidade sobre o mercado de trabalho, porém, para impedir que funcionários pulem de uma empresa para outra ou para te manter motivado o suficiente para entregar mais do que está recebendo, empresas gastarão muito para promover a cultura da empresa, endomarketing, salas com um Playstation e máquinas de café descoladas.

Motivar um time com um bom storytelling sempre será infinitamente mais barato do que pagar a eles qualquer valor que seja acima do mercado.

Podem haver empresas que realmente amam e zelam pelos seus funcionários? Talvez. Acima do lucro? Não, senão não manteriam as portas abertas. Essa é uma das regras do jogo corporativo. Pode odiar, se revoltar ou não se conformar, mas este é o jogo que está jogando.

Algumas vezes compensa vestir a camisa para tentar ganhar um destaque na sua área ou completar um projeto que pode ser acrescentado ao seu currículo. Outras, vale a pena jogar o jogo para garantir seu emprego para pagar as contas da casa. Só tome cuidado para não vestir uma camisa em troca de entregar seu tempo livre, saúde física e mental para, no final, ser dispensado.

Sua identidade pessoal vale mais do que qualquer CNPJ.

REGISTRE CONVERSAS E INTERAÇÕES

É necessária uma crise para entender quão rápido um colega de trabalho pode te jogar debaixo do ônibus só para manter o trabalho dele.

Por mais simpática que seja uma pessoa que divide o mesmo trabalho que o seu, lembre-se de que o objetivo dela ali é manter o trabalho e pagar contas, não ser sua melhor amiga. Mesmo acreditando que ainda existem muitas pessoas de bom caráter no mundo, existem as de mau caráter que não vão piscar em te ferrar ou jogar uma bomba no seu colo só para não ter que lidar com ela.

Registre ao máximo todas as interações de tarefas, decisões ou do que está fazendo, para evitar ser passado para trás. Caso role alguma coisa de errado e precise provar que a culpa não é sua, mas sim de um colega, é bom ter como provar e não ficar apenas no "disse que disse".

APRENDA A DIZER NÃO COM FREQUÊNCIA

Quanto melhor o burro, mais carga ele aguenta. Pode carregar muito peso, mas ainda continuará sendo o burro. Isso vale para a vida, não só para o trabalho.

Aceitar todas as solicitações que te encaminham pode levar a um volume excessivo de trabalho, impactando sua saúde física e mental. Saber dizer "não" ajuda a evitar a exaustão e permite que uma pessoa mantenha o equilíbrio entre trabalho e vida pessoal. Sem contar que será culpada por todas as tarefas a mais que aceitou e não conseguiu realizar.

Obviamente, não pode dizer não para tudo, especialmente o que vem diretamente do seu chefe e está dentro do seu escopo de trabalho, mas evite ao máximo abraçar problemas que não são seus só para ficar bem com colegas.

Saber dizer "não" não é falta de educação, é uma habilidade valiosa para a vida adulta e que vai te ajudar a gerenciar seu tempo e saúde mental. Não precisa ser rude. Seja educado, mas direto: "Gostaria de ajudar, mas estou com outras prioridades".

Evite se justificar muito, mas, se quiser, jogue o problema no colo de outro: "Cláudia, eu não consigo lidar com isso agora, mas talvez o Pedro tope". Não assuma mais problemas do que já tem.

SEU CHEFE NÃO ESTÁ PREOCUPADO COM SUA CARREIRA

Se empresas visam ao lucro, seu chefe visa a que seus funcionários batam suas metas para que ele tenha reconhecimento dos chefes dele e, dependendo da empresa, obtenha um lucro por completar seus objetivos.

Não espere que seu chefe se importe pessoalmente se você está recebendo bem, sendo promovido ou encontrando seus objetivos pessoais no seu trabalho. Pare de delegar aos outros a responsabilidade pela sua vida.

O único responsável pelos rumos da sua carreira é você. Quer uma promoção? Converse com seus superiores ou RH para entender como faz para conseguir isso. Recebeu uma previsão de promoção e ela não chegou? Hora de trocar de emprego. Não está feliz com a empresa em que trabalha? Hora de trocar de emprego.

Não espere que outros adultos te peguem pela mão e cuidem da sua vida. Algumas pessoas podem te ajudar, te indicar ou até mesmo dar um voto de confiança, mas no fim das contas é você por você. Se não fizer seu nome, ninguém vai fazer no seu lugar.

NÃO EXISTE ESTABILIDADE PROFISSIONAL

Apesar de ser o desejo de muitos, não existe estabilidade profissional. Muitas pessoas vão procurar qual é aquele emprego no qual elas vão ganhar muito dinheiro, por muito tempo, sem ter que se preocupar com mais nada. Quando? Na dinâmica moderna do mercado de trabalho, isso não existe mais.

Diversas profissões hoje enfrentam um alto nível de formandos versus poucas vagas no mercado de trabalho. Isso faz com que uma pessoa precise pensar muito bem na escolha da faculdade, do curso, da profissão que ela quer seguir.

Outra coisa muito importante também é a atualização profissional de quem já está formado e trabalhando. Não é porque você trabalha há anos dentro de uma profissão que estará estável para sempre.

A chegada de uma inteligência artificial, de novas ferramentas, novas dinâmicas ou até mesmo novos profissionais motivados com novas ideias pode colocar a sua profissão em risco.

Estabilidade é uma ilusão. É importante a gente estar sempre se renovando dentro do nosso mercado, buscando entender quais ferramentas, quais plataformas, quais objetivos, onde estão nossos clientes e para onde a gente precisa mirar para não acabar passando necessidade.

SOCIEDADE É TIPO UM CASAMENTO

A sociedade é como um casamento, mas sem a parte boa: o carinho, o amor, o afeto, os beijinhos. Você fica apenas com a responsabilidade de pagar contas e gerenciar um projeto, muitas vezes sob grande estresse. E, assim como em um casamento, é comum subestimarmos a escolha de nossos parceiros.

O problema é que misturamos as coisas. Muitas vezes, acreditamos que bons amigos, por conta da proximidade, das risadas e da ótima convivência, serão automaticamente bons sócios. No entanto, nem sempre isso é verdade. A relação pessoal pode ser excelente, mas o trabalho em conjunto pode ser um desastre. Seu amigo pode ser um ótimo ouvinte e uma companhia perfeita no bar, mas completamente desorganizado financeiramente, incapaz de lidar com as demandas de trabalho, gestão de equipe ou os desafios de uma empresa.

Uma sociedade é uma das formas mais rápidas de acabar estragando uma amizade. Isso porque o trabalho em conjunto traz cobranças, tensões e responsabilidades que muitas vezes não se alinham à dinâmica que vocês tinham como amigos. E há um agravante: quando se trabalha com um amigo, muitas vezes não existe uma hierarquia clara. Se ambos possuem 50% da empresa, quem toma as decisões? Quem dá as ordens? Como as divergências serão resolvidas?

Assim como em casamentos, sociedades frequentemente falham por falta de acordos bem definidos. O problema se estende ainda mais quando a parceria envolve parentes. É crucial definir com clareza as funções que cada um desempenhará, as regras da empresa, a estrutura financeira e os limites. E, se possível, documentar tudo por escrito.

Eu mesmo aprendi essa lição da pior forma. Fui vítima de um golpe de alguém que considerava um grande amigo. Pelas minhas costas, essa pessoa não apenas desviava dinheiro da empresa, mas também entrou com um processo para assumir o controle total dela, com mentiras e acusações baseadas em acordos que havíamos feito verbalmente. Foi ingenuidade minha, e o preço foi alto.

Por isso, escolher um sócio exige sabedoria. Se você pretende empreender com alguém, não baseie sua escolha apenas na afinidade ou em ideias compartilhadas. Busque um parceiro que tenha os mesmos valores, a mesma ética profissional e o mesmo comprometimento. Ou, no mínimo, alguém que complemente suas habilidades de maneira que juntos consigam trabalhar em harmonia. É fundamental criar uma cultura de alinhamento constante de expectativas e entregas.

Tudo aquilo que não está claro, definido e documentado pode, no futuro, se transformar em grandes discussões. Para que uma sociedade seja bem-sucedida, são necessários diálogo, acordos sólidos e alinhamento contínuo, senão aquilo que começou com uma lua de mel cheia de expectativas pode acabar como um grande pesadelo.

Se relacione com pessoas reais

Amar alguém não é apenas um forte sentimento — é uma decisão, um julgamento, uma promessa.

— Erich Fromm

A cristalização, conceito proposto por Stendhal em *Do amor*, diz respeito ao processo psicológico pelo qual uma pessoa apaixonada idealiza seu parceiro, dando a ele qualidades extraordinárias, mas que nem sempre correspondem à realidade.

Assim como o desavisado ao olhar a pirita — mineral que se assemelha ao ouro, pelo seu brilho e aparência —, pequenos gestos ou traços da pessoa pela qual nos interessamos ganham valor exagerado. Vemos uma imagem idealizada e perfeita de alguém que, no fundo, pode ser ouro de tolo.

Esse fenômeno, embora intensifique o começo de uma relação, te levará ao desencanto quando a realidade se chocar com a fantasia construída. Precisamos visualizar a pessoa real com quem nos relacionamos, não a versão romântica e idealizada que temos dela.

Pessoas reais têm problemas reais e agem como pessoas reais. Têm seus dias bons e seus dias ruins. Os primeiros meses de relacionamento são sempre as mil maravilhas. Nos primeiros encontros, apresentamos o melhor de nós mesmos. Controlamos nossa postura, falas e gestos, tudo em prol daquela dança da conquista de vender o que há de melhor ao nosso parceiro e parceira. Porém, com o passar do tempo, é possível enxergar as imperfeições e, junto com elas, o sentimento de decepção.

Nenhum parceiro jamais atingirá o patamar idealizado na nossa cabeça.

Alguns culpam a Disney, em sua era de ouro, em que a resolução para uma história era o encontro de um príncipe ou princesa, em busca de viverem felizes para sempre. Outros culpam os filmes, que romantizam relacionamentos amorosos tortuosos e cheios de conflitos.

Mocinho conhece mocinha, não se dão bem, brigam, porém uma química forte surge entre os dois. Eles ficam juntos, mas conflitos aparecem, uma grande revelação surge — ele está com ela por uma aposta com os amigos ou ela apenas quer usá-lo para escrever um artigo para o jornal da faculdade —, se decepcionam um com o outro, mas, de última hora, em um ato de coragem e romantismo, um deles corre para o aeroporto, atravessa toda a segurança e se declara no portão de entrada do avião. Aliás, nunca faça isso se não estiver interessado em ser acusado de terrorismo doméstico e perder o seu passaporte junto com futuras oportunidades de conhecer a Disney.

As séries têm sua parcela de culpa também. São nove, dez temporadas de desventuras amorosas entre mocinho e mocinha para que, no último episódio, eles decidam ficar juntos. Meu amigo, se não deu certo por dez anos, não vai ser uma solução de último episódio que fará funcionar.

Redes sociais também podem carregar a sua parcela de culpa, pois ocupamos nosso lugar no voyeurismo de observar o relacionamento alheio que é sempre publicado da maneira mais romântica possível. Declarações de amor, jantares em restaurantes incríveis, viagens românticas... Quem vê um post de um casal em rede social jamais consegue imaginar que ele ronca, ela puxa a coberta e os dois acordam zangados um com o outro. Porém, ambicionamos uma perfeição impossível de se ter.

Acrescente o elemento de aplicativos de relacionamento e a confusão está perfeita. Com a facilidade de pular de pretendente para pretendente, geramos uma intolerância a pessoas reais e idealizamos parceiros que nunca virão. Seguimos frustrados em busca do ser perfeito que nunca virá.

Até mesmo dentro dos relacionamentos, a idealização trabalha contra a gente. Mesmo conhecendo o parceiro que temos, brigamos com ele ou ela torcendo que sejam uma versão perfeita daquilo que gostaríamos que fossem.

Temos que entender quem nossos parceiros são e cobrar deles dentro do limite de sua realidade, não na versão idealizada que criamos em nossa cabeça.

Óbvio que ninguém deve aceitar um relacionamento tóxico por conta dos defeitos de seu parceiro, muito menos ser infeliz em uma relação que deveria trazer um mínimo de satisfação a uma pessoa. Mas o segredo para se relacionar é a tolerância.

No livro *As cinco linguagens do amor*, Gary Chapman tenta explicar como cada um tem uma maneira de expressar seu sentimento por seus entes queridos e também uma maneira preferida de receber esse amor. Algumas pessoas demonstram amor por meio de palavras, toque físico, presentes, tempo de qualidade ou atos de serviço. E, da mesma maneira que expressam seu amor de uma forma, gostam de receber amor de outras.

Ao estudar o trabalho de Chapman pela primeira vez, imediatamente lembrei de meu pai. Meu pai nunca foi uma pessoa de dizer "eu te amo", muito menos era uma pessoa de toques ou palavras de carinho. Por anos pensei que esse era um sinal de que talvez faltasse algum sentimento da parte dele e nunca compreendi ao certo a sua figura. Conforme cresci, vi algo no meu pai que talvez meus anos de infância ou adolescência jamais pudessem enxergar.

Se eu reclamasse de qualquer coisa errada em minha casa, por mais pequena e insignificante que fosse, meu pai imediatamente se prontificava a ir até lá com sua caixa de ferramentas e descomplicar a minha vida. De telhado com goteira a varal de teto, meu pai nunca fez corpo mole para ajudar em qualquer instalação que eu precisasse fazer em minha casa, e isso me fez lembrar da minha infância.

Morávamos em uma casa muito simples, com um quarto conjugado, uma cozinha e um quintal com telha de amianto para cobrir o tanque que servia de lavanderia. Infiltração nas paredes, telhas quebradas e, nos meus primeiros anos, ratos e pombos infestavam o forro de nossa casa. Não era um lugar muito maneiro de se morar, mas, com o passar dos anos, meu pai fez ser.

Trocamos o forro da casa e subimos uma laje que logo virou um segundo andar. O quintal foi trocado por piso frio, a infiltração sumiu e a casa, de um puxadinho, virou um lar. Ao longo de muitos anos, meu pai se dedicou a pagar e fazer com que o espaço em que morávamos fosse confortável o suficiente para abrigar sua família.

Lembro de passar horas com ele, passando chaves de fenda, pregos, martelos e pedaços de madeira. O que para uma criança eram horas tediosas, hoje, entendo que era a maneira dele de expressar amor.

Tornar o lugar onde a família dele morava em um lugar melhor para se viver era a forma dele de dizer "eu te amo". E até hoje invento algum parafuso solto para que meu pai venha apertar em casa.

A paixão pode nos iludir, fazendo-nos acreditar que nossos parceiros ou parceiras se encaixam nas nossas projeções. Conforme o tempo passa, vamos conhecendo nossos pares como realmente são, e a noção de que não existe encaixe perfeito vem à tona.

Amar é fazer uma escolha intencional de expressar o amor na linguagem do outro e também de entender, aceitar e receber a dele.

Você nunca encontrará o amor ideal. Ele não existe. Você nunca resolverá todos os seus problemas emocionais ou existenciais através de um relacionamento. Sua criação e seus problemas são problemas seus. Um parceiro não te curará da dor, apenas dividirá as angústias de viver esta vida.

O amor ideal é uma mentira que te venderam e, por muitas vezes, topamos acreditar por semanas ou meses e depois nos frustramos quando nos deparamos com a realidade das pessoas com quem estamos juntos.

Não projete em seu parceiro todas as suas carências, frustrações e vazio emocional. Uma pessoa, no fim das contas, ainda é apenas uma pessoa. Esse desejo de encontrar um parceiro perfeito que nos livre da angústia apenas se reverterá em frustração quando vermos que, apesar de belos, nossos amores também têm seus defeitos. E julgar uma pessoa pelo que ela não é e nunca foi é injusto com ela e conosco. Temos que aprender a julgar dentro dos termos e medidas certas.

Com o passar dos anos, fui tendo cada vez mais uma visão analítica e menos romântica (e superficial) do que uma relação deve ser:

* Estou feliz aqui? O que espero de um relacionamento está sendo suprido?
* Sei quais são as expectativas do outro lado? Consigo suprir todas elas?
* Quais são nossos planos em comum? Estão alinhados?
* Meus valores e crenças são reforçados através desse relacionamento ou me sinto invalidado?
* Sinto que estou criando um espaço seguro para partilhar meus sonhos e colocá-los em execução.
* O que magoa o outro lado? Consigo viver minha vida sem machucar o outro? O que me magoa? Estou sendo respeitado?
* Quando estamos tratando de assuntos delicados como dinheiro, moradia ou família, chegamos a um acordo em comum?

Um conselho: só amor não segura um relacionamento. Você pode amar muito alguém, mas mesmo assim não dividirem nenhum ponto em comum que sustente uma relação de longo prazo. É como querer abraçar um porco-espinho. Quanto mais forte segurá-lo em seus braços, mais ficará ferido.

Devemos medir as relações pelos valores que compartilhamos, pelos planos que fazemos juntos e pelo esforço em manter o projeto daquela relação vivo e rodando. Só assim podemos ser justos com nossos parceiros e com nossas expectativas.

Relacionamentos exigem esforço

O amor consiste em duas solidões que se protegem, se tocam e se saúdam.

— Rainer Maria Rilke

Em determinado momento na casa dos meus vinte anos, me apaixonei por uma influente blogueira de maquiagem e moda feminina. Nos conhecemos através de amigos em comum que fiz em um curso de marketing digital. Ela precisava de uma ajuda com alguns conteúdos no blog dela e eu, de trabalho extra para ajudar nas contas.

O que era para ser só um freela rápido se esticou para um flerte digital. Uma curtida aqui, outra ali, um comentário de emoji, esse tipo de coisa de quem flerta online. Um dia, resolvi arriscar a sorte, chamei-a para sair e ficamos. Passamos alguns meses nos conhecendo e logo começamos a namorar. Nada muito emocionante, sem grandes declarações ou beijos na chuva como nos filmes.

Eu trabalhava muito próximo da casa dela e passava lá todos os dias após o trabalho. O que era para ser uma visita costumava virar uma noite de dormir lá e, após alguns dias indo trabalhar com a mesma roupa do dia anterior, ela perguntou se eu não queria deixar umas roupas em seu armário.

O que era para ser uma maneira de eu ter um dia a dia mais asseado no trabalho acabou se prolongando para, pouco a pouco, eu ir ocupando espaços na casa dela e, quase sem percebermos, estávamos morando juntos e tudo parecia estar indo bem.

A vida a dois era legal. Tínhamos nossos programas juntos — fui obrigado a ver muitos episódios de *RuPaul's Drag Race* —, nossos programas juntos, mas separados — ela jogava *League of Legends* enquanto eu desenhava no meu canto — e programas separados — ela ia fazer compras com as amigas e eu, pedalar pela cidade. Tudo parecia ir muito bem, até que a vida aconteceu.

Um dia, após um jantar romântico, começamos a falar sobre planos da vida e perguntei se ela um dia iria querer fazer uma cerimônia de casamento. Foi quando ela me respondeu que não queria se casar. Para ela, morar junto já bastava. Percebi que nunca tinha conversado com ela a respeito de planos para o futuro e, aproveitando o tema, perguntei quando ela queria ter filhos.

"Nunca", ela respondeu. Ter filhos é até hoje um dos meus maiores sonhos. A partir daquela resposta, as coisas nunca mais foram as mesmas.

Esse não foi o principal motivo para terminarmos, mas sei que para mim algo morreu naquela relação. Foi o fio condutor para entender que algo estava desalinhado na nossa relação. Não compartilhávamos os mesmos planos de vida. Em pouco tempo, as coisas que antes estavam tão certas foram se desalinhando e terminamos.

Na época, não entendi como conseguimos passar tanto tempo sem falar de algo tão fundamental, mas com o tempo aprendi que muitos casais cometem o mesmo erro — não alinhar expectativas para o futuro. Nesse relacionamento, aprendi uma dura lição: encontrar alguém é fácil, difícil é encontrar os motivos para vocês continuarem juntos.

Um relacionamento vai além de sentir atração pela outra pessoa. Isso é apenas tesão, que compõe uma parte importante da relação, mas não o suficiente para ser o todo. Os relacionamentos exigem esforço constante de querer não só continuar juntos, mas também de trabalhar para manter a relação viva.

É a escolha constante do que eu quero contra o que eu devo fazer.

* "Quero bater uma bola com meus amigos quarta à noite, mas minha parceira está triste com algo que aconteceu no trabalho e precisando de companhia. Devo ir jogar futebol com ela precisando de mim?"

* "Não me importo em sujar uma louça pela manhã e apenas pensar em levá-la à noite, porém, isso é algo que incomoda profundamente minha parceira."

Veja bem: a louça nada tem a ver com o casal. Não afeta a química de um relacionamento, não apaga as histórias juntos, não dá mais ou menos prazer sexual. É só um prato e um copo sujos, mas o que se estende para a relação são os sentimentos atrelados ao ato não praticado: "Pedi algo tão simples para ele e ele sequer considerou fazer o que pedi. Será que ele realmente se importa comigo?".

Você pode conquistar o amor da sua vida com grandes atos, como um pedido de casamento no mais romântico dos restaurantes na frente da Torre Eiffel, em Paris, mas o perderá na soma dos pequenos atos do dia a dia, como os pratos que você não quis lavar.

O primeiro grande esforço de um relacionamento está em tentar não perder a noção dos pequenos atos do dia a dia. Com o tempo, passamos a viver no automático e damos por garantida a presença de nosso cônjuge, como se ele estivesse condenado a passar o resto da vida conosco. É o xixi no assento, a toalha molhada, a pia cheia de louça... Todos são pequenos atos que vão tornando a convivência difícil.

Entenda quais são os pontos inegociáveis de sua relação e torne-os um ato de amor. Se seu parceiro ou parceira tem em alta conta a organização da casa, torne prioridade atentar à limpeza do local. Quantas vezes não ouvi de pessoas que, após um término, dariam de tudo para ter a parceira de volta?

O dia a dia da vida adulta já é difícil e pode se tornar pior vivendo ao lado de alguém que torna sua vida mais difícil ainda.

Muitos homens são criados sem noção de educação doméstica e terceirizam para suas parceiras questões como limpeza e organização da casa, tornando-as uma versão 2.0 da própria mãe, fazendo com que, além do trabalho, elas tenham uma segunda jornada organizando a casa.

Uma pesquisa do Infojobs revela que 83% das mulheres dizem conciliar o emprego com tarefas domésticas e cuidados com idosos e crianças[40]. Destas, 45% atestam não ter ajuda de parceiros ou redes de apoio. Apesar de não conhecer pessoalmente essas mulheres que responderam à pesquisa, tenho a certeza de que nenhuma quer se relacionar com um adulto que age como um filho.

A escuta ativa também é importante para manter uma relação. Passamos tanto tempo com nossos parceiros que esquecemos de ouvir o que eles realmente querem. O diálogo é sempre o caminho para tentar manter o relacionamento saudável. Crie o hábito de se sentar e conversar sobre a vida. Perguntas simples como: "Sente falta de algo no dia a dia?", "Como andam as coisas no trabalho?", "Que tal fazermos algo especial juntos neste final de semana?", "Tem algo que eu possa fazer para te ajudar essa semana?", "O que você gostaria de realizar nos próximos meses?".

Perguntas como essas ajudam a deixar claro que você está ativamente pensando naquela relação. Ouça as respostas, entenda como ajudar seu parceiro ou parceira a concretizar seus planos ou como aliviar as frustrações. Relacionamentos são, acima de tudo, uma parceria. Duas pessoas juntas que se amam e se aliam para encarar os desafios da vida. Seja o braço direito do seu cônjuge.

Esse entendimento de que um lado estará lá pelo outro é um ótimo pilar para uma relação. Em alguns momentos, um lado será mais forte, em outros, o outro. Essa troca gera confiança e fortalece a união.

Outra questão importante é o alinhamento de planos de vida. Você quer morar na sua cidade natal, seu parceiro ou parceira quer viajar pelo mundo. Um lado quer ter filhos e o outro não. Um lado sonha em comprar uma casa, o outro não quer uma dívida a longo prazo.

Não presuma o que seu parceiro acha, pergunte. Deixe claro. É importante alinhar todas as questões da vida para evitar brigas e discussões no futuro.

Não pense também que fará um parceiro mudar de ideia com o tempo. Essa noção, além de egoísta, gerará desgaste. Se um plano de futuro seu é inegociável e o outro lado sequer cogita seguir pelo caminho, o melhor para os dois é o término.

O que torna esse tópico ainda mais delicado é que nem sempre nossos planos continuam os mesmos. Alinhamos no meio do caminho.

Você provavelmente não é o mesmo de cinco anos atrás. Talvez tenha mudado alguns gostos, hábitos e planos que tinha para a vida. Isso acontece dentro de uma relação também. Nosso parceiro, apesar de estar com a gente, também está mudando ao longo do tempo, e algumas decisões que pareciam claras anos atrás podem mudar com o passar dos anos.

Um casal de sucesso está em constante comunicação, alinhando seus planos juntos.

Outro esforço essencial para um casal está no compartilhamento de valores. Valores morais, éticos e de princípios; coisas que são fundamentais para nós como indivíduos e que, mesmo em uma relação, permanecem inegociáveis.

Por exemplo, algumas pessoas têm convicções religiosas profundas e não consideram aceitável compartilhar um casamento com alguém com outras crenças. Outras dão mais importância a valores políticos do que imateriais. Há também questões relacionadas a princípios materiais, como a visão sobre dinheiro, a gestão de bens ou o estilo de vida desejado.

Nos estágios iniciais de um relacionamento, quando a paixão domina, essas diferenças podem parecer irrelevantes. Contudo, à medida que a relação evolui e os planos de longo prazo começam a ser traçados, essas divergências se tornam cada vez mais evidentes e importantes.

Imagine uma pessoa que valoriza uma vida simples, sem apego a bens materiais, tentando construir uma vida com alguém que sonha com riqueza, casas luxuosas, viagens caras e jantares sofisticados. Se não houver um diálogo claro e honesto entre ambos, essas diferenças podem se transformar em conflitos profundos.

Valores desalinhados têm o potencial de gerar atritos constantes, pois, quando planos e metas não convergem, é natural que surjam frustrações e ressentimentos. Por isso, alinhar valores e expectativas desde cedo é crucial. Construir uma vida a dois exige entendimento mútuo, respeito e disposição de encontrar um terreno comum em que ambos possam prosperar juntos.

E, para terminar, o esforço principal de um relacionamento, principalmente quando ele começa a se alongar por muitos anos, é manter o próprio relacionamento vivo.

Um relacionamento é um projeto com várias frentes: um projeto de vida, um projeto financeiro, um projeto de criação de filhos, um projeto de manutenção doméstica. Ao compartilhar esse projeto com alguém, é fácil deixar de olhar para essa pessoa com o mesmo desejo que tínhamos nos primeiros encontros. Naqueles primeiros momentos, tudo era novo: o tesão era maior, a vontade era mais intensa, e tudo parecia envolto em mistério. Com o tempo, essa novidade tende a se apagar. Por isso, é fundamental saber priorizar o vínculo.

Manter a pessoa amada se sentindo amada, desejada e querida não exige grandes gestos ou loucuras. Pequenos atos de carinho bastam: uma mensagem carinhosa no meio do dia, um beijo mais intenso antes de dormir ou um simples bombom enviado durante o expediente. Não é o bombom em si que faz alguém se apaixonar, mas o gesto de atenção e cuidado, mesmo depois de tanto tempo juntos, que carrega um valor imenso.

Para os mais céticos, o esforço envolvido em manter um relacionamento pode parecer um sinal claro de que é melhor seguir sozinho. Não julgo essa escolha. Optar pela solteirice é algo válido, e muitas pessoas realmente encontram mais felicidade sozinhas do que acompanhadas. Contudo, ainda sou um romântico que acredita no amor. Não no amor idealizado, de contos de fadas, filmes da Disney ou séries clichês da Netflix. Acredito no amor como um projeto.

O amor como a construção genuína de uma vida melhor entre duas pessoas. Em um mundo tão duro, cheio de desafios e dificuldades, há algo mágico em encontrar alguém para compartilhar a jornada. Alguém para dividir as dores, somar as felicidades e criar uma vida juntos. Alguém que estará ao seu lado nos momentos difíceis: nas internações hospitalares, nas demissões, nos dias em que a tristeza é inexplicável, mas, ainda assim, a outra pessoa consegue arrancar um sorriso seu.

É mágico encontrar alguém que, ao vivenciar algo bom, te faz querer compartilhar a felicidade imediatamente, porque celebrar sozinho não parece suficiente. Alguém para sonhar em construir um lar, ter filhos, envelhecer junto. Existe poesia nisso, mesmo que seja idealizada, mesmo que seja difícil.

É trabalhoso, sim. Mas, como todas as coisas boas da vida, se vale a pena, então vale o esforço.

Brigas em um relacionamento

Amar não é apenas olhar profundamente um para o outro, é olhar junto na mesma direção.

— Antoine de Saint-Exupéry

Acredite em mim, a toalha molhada na cama nunca é o problema.

A não ser que se relacione com uma pessoa que seja apaixonada por lençóis, daquelas que têm um encanto por quantos fios de seda cada peça do jogo de cama possui, uma toalha por si só não é um problema, e sim os significados que ela carrega.

Para você, a toalha foi um deslize. "Tomei banho, deixei ali sem querer, o que tem de mais?" Para seu parceiro ou parceira, pode ser o certificado de que aquela relação está fadada ao fim.

Cresci com uma nuvem cinza sobre minha cabeça. Aos 10 anos, eu sabia que meus pais precisavam se separar, mas eles não.

Meus pais nunca esconderam de mim que brigavam. Pelo contrário, brigavam tão alto, com gritos, ofensas e xingamentos tão baixos que era praticamente impossível eu — e a vizinhança inteira — não reparar na briga deles.

As brigas às vezes eram por motivos de gente grande. Minha família estava endividada no banco, com dificuldade para pagar as contas da casa e, muitas vezes, tínhamos que abrir mão de certos confortos para terminar o mês. As opiniões sobre como manter a casa não batiam. "Devemos gastar mais no colégio de nosso filho e tirar dinheiro da mesa ou colocá-lo em um colégio mais barato ou até mesmo público e ter um pouco mais de qualidade de vida?"

Outras vezes, as brigas eram por motivos pequenos e simples. Uma sujeira de alguma obra que meu pai tinha feito na casa logo após minha mãe faxinar o espaço. Uma louça suja que amanheceu na pia. Algum gasto desnecessário no shopping que comprometia as finanças no fim do mês. Não importava quão pequeno fosse o problema, ele parecia comer o mesmo cogumelo de Alice no País das Maravilhas e ficava gigante no pequeno espaço da nossa casa. Independente do motivo pelo qual a briga começava, eu sempre sabia que ela ia terminar do mesmo jeito: gritos, xingamentos e um olhando feio para o outro.

Apesar de dia após dia eles irem dormir juntos e continuarem por mais dez anos juntos, aquele relacionamento já tinha acabado e só eles não sabiam.

O que era mais fácil de perceber neles era a insistência em brigar constantemente pelos mesmos problemas. O problema era o mesmo, a briga era a mesma e o resultado final — um magoando o outro — era o mesmo. Como um quadro do *Zorra Total* do inferno em que todos os personagens estão fadados a viver sob os mesmos bordões.

Uma das lições mais importantes que aprendi sobre discussões em um relacionamento é que muitas vezes carregamos tópicos de uma discussão para outra.

Por exemplo, imagine que você fica bravo porque seu parceiro prometeu chegar em um determinado horário, mas acabou se atrasando, e isso comprometeu seus planos. Enquanto ele estava fora fazendo algo, sobrou para você ficar esperando sem nada para fazer. Esse já é um incômodo grande. Ao chegar em casa, a pessoa vai tomar banho e deixa a toalha molhada na cama, o que desencadeia uma grande briga. O problema não é realmente a toalha molhada. O problema é aquele sentimento de desrespeito ou decepção que você teve na primeira situação e que nunca foi resolvido adequadamente.

Esse ciclo se transforma em uma bola de neve, porque temos a tendência de acumular assuntos não resolvidos, discussões inacabadas e mágoas.

Pior, trazemos tudo isso para as próximas discussões. É como se acumulássemos um histórico de argumentos para usar em futuros conflitos.

Com o tempo, esses acúmulos podem levar à sensação de que pequenas discordâncias são muito maiores do que realmente são, criando um ambiente emocionalmente desgastante para ambas as partes.

É quando não temos argumentos para usar em uma discussão e puxamos a carta do "e daquela vez que você fez isso?" ou "E aquela outra vez que você disse aquilo?". Essas situações acabam perpetuando o conflito, porque nós temos dificuldade em dar um ponto final real nas discussões.

Vi isso acontecer diversas vezes, tanto no relacionamento dos meus pais quanto em experiências pessoais: horas discutindo sobre um tópico apenas para que ele fosse ressuscitado na próxima briga. Não podemos carregar mágoas e usá-las como munição em novas discussões.

Discussões em um relacionamento não deveriam ser como uma partida de Uno, em que jogamos um problema mal resolvido em cima do outro para ver quem termina por cima.

Uma discussão no relacionamento deve ser encarada como um problema a ser resolvido, não como uma competição de quem tem mais argumentos mal resolvidos contra o outro. Isso exige uma postura ativa de comunicação, em que ambas as partes estejam dispostas a ouvir e compreender o outro ponto de vista. Também é importante criar um ambiente seguro para que sentimentos sejam expressos sem medo de julgamento ou represálias.

Um conselho para discutir dentro do seu relacionamento: trate cada problema individualmente e, se possível, de maneira definitiva. Quando algo te incomodar, é preciso abordar o problema de forma clara e buscar uma solução conjunta.

Quando conseguimos resolver os problemas de maneira efetiva e dar um ponto final a cada tópico, construímos um relacionamento mais saudável e harmonioso. Esta é a verdadeira chave: resolver problemas ao invés de perpetuá-los.

Isso não apenas fortalece os laços de confiança e respeito, mas também ajuda a prevenir futuros desentendimentos, criando uma base sólida para o relacionamento evoluir.

É impossível estar em um relacionamento sem que vocês tenham algum tipo de conflito. Um casal, formado por duas pessoas, ou um trisal, se você é desses moderninhos, é sempre composto por pessoas diferentes.

São ideais de vida diferentes, criações diferentes e visões de mundo diferentes que estão juntos ali por acreditarem em um projeto: de que aquela relação trará frutos no longo prazo, servirá de base para construir uma família ou de que é algo prazeroso de se manter na vida.

Porém, é impossível concordar em tudo. Ora, às vezes é difícil concordar consigo mesmo. Imagina com um terceiro ou quarto.

Então, os conflitos vão existir, e é normal. Grandes conquistas da humanidade foram feitas por meio da resolução de conflitos. Um dia, um grupo de pessoas brigava entre si até que alguém pensou: "E se a gente juntar essa rapaziada para se proteger dos animais ou das outras pessoas que nos atacam?", e assim surgiram as tribos, cidades e países. Discussões podem trazer soluções para sua relação também, não apenas problemas.

Não é sobre o que você quer ou o que você acha, mas sim como resolver aquele problema para que ele não exista no futuro. Não podemos carregar uma carga emocional para uma resolução de conflitos. Pode estar bravo com algo, mas descarregar esse sentimento na discussão não ajudará a resolvê-la, só a agravar.

Um bom começo é tentar explicar seus sentimentos para o outro. "Ora, fulano, me magoa quando você combina algo comigo e desmarca. Seria muito importante para mim que você marcasse algo e cumprisse sua palavra, porque eu abro mão de passeios e coisas que gosto de fazer para que a gente possa sair juntos. Como podemos fazer para que isso não aconteça novamente? Será que podemos marcar um dia de semana apenas para nós dois?"

Nesse exemplo, podemos ver que:

* Um problema foi apresentado: Me magoo quando você combina algo comigo e desmarca.
* O problema foi explicado: Eu abro mão de passeios e coisas que gosto de fazer para que a gente possa sair juntos.
* Uma proposta de solução foi apresentada: será que podemos marcar um dia de semana apenas para nós dois?

Também é necessário ouvir, porque às vezes quem faz merda somos nós. Temos um problema muito grande quando alguém está apontando um defeito nosso. A gente quer ter a razão e não resolver o problema.

Mas não diminua os argumentos do outro. Não é porque algo parece pequeno e insignificante para você que para o outro também seja. Saber validar o sentimento do outro é uma parte importante de uma relação. Ouça com atenção, tire o ego e a troca de ofensas da sela e tente, o mais analiticamente possível, encontrar uma solução para resolver aquele conflito em conjunto.

Esta é a verdadeira chave: resolver problemas ao invés de perpetuá-los. Isso não apenas fortalece os laços de confiança e respeito, mas também ajuda a prevenir futuros desentendimentos, criando uma base sólida para o relacionamento evoluir.

Conforme o relacionamento avança ao longo dos anos e vocês constroem coisas juntos, é importante entender que os problemas tendem a se intensificar. As questões se tornam mais complexas e difíceis.

Um dia, por exemplo, vocês precisarão decidir onde comprar uma casa. Vai ser uma casa ou um apartamento? Também poderão surgir problemas financeiros. Nesses momentos, é essencial encontrar concessões dentro de cada discussão, em cada ponto a ser abordado. Porque é justamente aí que surgem as resoluções dos problemas. Muitas vezes, é necessário abrir mão de algo. Essa é a natureza de um relacionamento. Relacionamentos exigem esforço. Você precisa ser você mesmo e nunca abrir mão da sua identidade, mas também deve estar disposto a fazer concessões para que o relacionamento continue existindo.

Pode parecer um paradoxo, e é, porque é algo complicado. No entanto, nunca conseguirá resolver um conflito — não apenas no âmbito do relacionamento, mas em qualquer área da vida, seja no trabalho, com a família ou com os amigos — se insistir que está com a razão.

Às vezes, você está certo. Você sabe, dentro de si, que tem total razão e poderia morrer com essa certeza. Mas, para manter uma boa relação com o outro, é importante abaixar a guarda, tentar compreender o que o outro está dizendo e conciliar uma solução para que ambos possam seguir em frente.

Esse é um passo crucial. Às vezes, abrir espaço para a perspectiva do outro é o que permite que a vida e o relacionamento fluam de forma mais harmoniosa.

Tanto homens como mulheres têm grande dificuldade de explicar qual é realmente o problema. A gente foca a toalha. A toalha não é o problema, é o que está por trás da toalha.

Será que sua esposa não está reclamando que você não dá atenção suficiente para as tarefas domésticas e que ela está sobrecarregada no trabalho, cuidando dos filhos e cuidando da casa também? E por isso aquela toalha significa todas as suas ausências nas responsabilidades que você tem naquele lar? Pode ser.

Às vezes, ela não está reclamando que você sai para jogar bola com seus amigos, mas sim que você não reserva tempo de qualidade para ela. E, desde que vocês completaram muito tempo de relacionamento, você parou de ser romântico, parou de levá-la para sair, parou de namorá-la e de tratá-la como mulher, se acomodando dentro da relação. Você não olha mais com tanto encanto para sair com ela como olha para sair com os amigos.

Mas e quando toda a conversa não dá certo? Você já expôs o seu lado, já tentou mostrar o que te magoa. Foi muito claro como aquela atitude contínua não faz bem para você dentro da relação. Porém, seu parceiro ou parceira não está dando atenção e a coisa não muda.

É aí que nossos relacionamentos se tornam um inferno. A gente se torna acomodado dentro de uma situação que nos incomoda. A gente aceita conviver com algo de que não gosta, que não quer, que não faz bem para a gente.

E aqui, sinto dizer, mas um conselho importante a ter em vista é: saiba dar um ponto final às coisas.

Infelizmente, algumas pessoas não têm maturidade para lidar com nosso feedback e acabam nos ignorando, tratando o relacionamento como algo garantido. Afinal, você reclama, ela não faz nada, e a relação continua. Por isso, é importante entender quais são as consequências das discussões que levamos para dentro de um relacionamento.

Se você aponta algo dentro da relação que o incomoda profundamente, que baixa sua autoestima, diminui seu valor ou faz com que não queira mais estar ali, é fundamental entender o custo de permitir que isso continue. Infelizmente, muitas pessoas se acomodam na incapacidade de dar um ponto final às coisas. Elas continuam fazendo aquilo que toleramos, e é exatamente esse o problema.

O problema surge quando, ao chegarmos nesses limites inegociáveis, acabamos cedendo. Permanecemos no desconforto e o relacionamento se torna um martírio para todos aqueles que viverem naquele lar. Precisamos ter a coragem de encerrar as coisas.

Durante o relacionamento dos meus pais, por exemplo, vi os dois enfrentarem diversos pontos inegociáveis. Nenhum dos lados cedia, mas eles continuavam juntos "por causa do filho". Mentira.

Essas brigas eram torturantes para eles e para mim. Lembro de, desde muito novo, torcer para que meus pais se separassem e parassem de brigar. Anos mais tarde, finalmente tiveram a coragem de dar um ponto final na relação, o que fez muito bem para cada um deles e para minha relação com eles também.

Não acredito que uma relação precise terminar no primeiro entrave. Precisamos de persistência. Aliás, acho que os relacionamentos modernos carecem de vontade de ceder, compreender, ir além. Mas também há um limite. Não podemos continuar insistindo onde não há solução. A saúde mental não deve ser sacrificada por um relacionamento que não nos faz bem.

Entramos em um relacionamento porque a outra pessoa nos faz bem, agrega sonhos e projetos. Mas é preciso viver a realidade dessa relação, com suas pessoas reais. Às vezes, chegamos a pontos inegociáveis: um quer filhos, o outro não; um quer morar fora, o outro prefere ficar. Quando isso acontece, o mais certo é caminhar rumo a um ponto final.

Não prolongue um relacionamento falido apenas para preservar a ideia de algo que fez sentido no passado e não faz mais agora. Nossa vida é curta demais para desperdiçar anos em discussões sem futuro.

Alguns relacionamentos merecem trabalho, investimento, atenção e concessões porque nos tornam melhores. Mas outros já acabaram. Persistir neles é como assistir a um seriado que foi bom um dia, mas perdeu o rumo após 21 temporadas. Precisamos aprender o momento certo de terminar uma história.

Como esquecer um amor que foi foda (ou não)

Amar é, acima de tudo, ser vulnerável.

— C.S. Lewis

Mude a disposição dos móveis do quarto.

Pode parecer idiota, mas um dos primeiros passos para você superar o término de relacionamento é fazer uma reorganização da sua rotina e hábitos. Um excelente ponto de partida para essa mudança é a organização do seu quarto e da sua casa. Transforme o ambiente ao seu redor. Mude o lugar da cama, das cômodas, das mesas... Torne impossível trafegar por aquele espaço sem precisar parar para pensar um pouco.

Alterar o espaço físico obriga sua mente a se adaptar a novas configurações, trazendo foco ao presente e forçando seu cérebro a processar essas pequenas alterações.

Sua reorganização deve ir além do ambiente. Reorganize também sua rotina. Evite frequentar os mesmos restaurantes, bares, festas e lugares a que você costumava ir com seu ou sua ex. Insistir nesses hábitos pode reabrir feridas e trazer à tona memórias que dificultam o processo de superação.

Uma hora a dor vai passar. Mas é necessário que a gente tenha uma estratégia prática para lidar com isso de forma construtiva.

No meu primeiro grande término, aos 23 anos, sofri intensamente. Nunca tinha vivenciado um relacionamento daquela maneira. De conhecer a família um do outro, ter rodas de amigos em comum e fazer planos sobre casamentos e filhos. Para aquele jovem, aquela seria a mulher que estaria junto o resto da minha vida.

Quando o relacionamento chegou ao fim, fui tomado pela insegurança de que nunca mais seria amado ou superaria aquela dor. Fiquei ainda mais triste com a perspectiva de que todos aqueles sonhos que tinha sonhado jamais se concretizariam. Para mim, tinha perdido o amor da minha vida e ninguém jamais me amaria novamente. Estava destinado a morrer sozinho.

Esse momento foi marcado por crises de ansiedade, choro constante e uma tristeza profunda. Em uma das minhas piores crises de ansiedade, estava dirigindo pela avenida 23 de Maio, em São Paulo, uma das vias mais movimentadas da cidade. Era um daqueles choros intensos, de soluçar, que nós, homens, muitas vezes temos vergonha de admitir.

Parei no trânsito ao lado de um motorista de táxi que abaixou o vidro, me chamou e disse: "Calma, vai ficar tudo bem". Ele falou com uma serenidade não costumeira no trânsito de São Paulo, me deu um sorriso e seguiu o fluxo do trânsito normalmente.

Naquele momento, eu não sabia, mas ele estava certo. Eu apenas precisava de uma estratégia para enfrentar o que estava sentindo. E é isso que eu quero compartilhar com você agora.

Primeiro conselho: não tente pular as etapas do luto. A dor e a tristeza são partes necessárias do processo.

O término de um relacionamento é um luto, afinal, você perdeu não apenas uma pessoa, mas também planos, perspectivas e sonhos que construíram juntos. Muitas vezes, o que mais machuca não é a perda do outro, mas sim a quebra das expectativas que você criou: casamento, filhos, viagens e momentos que planejaram e que nunca acontecerão. Sofremos pela perda desse universo paralelo onde a gente se casava, tinha filhos e envelhecia juntos em uma linda casa no campo. Esse sonho agora não existe mais.

A solução para superar a dor é reconhecê-la e, aos poucos, trabalhar para curá-la. Tenha paciência consigo mesmo. Permita-se viver o luto, mas não deixe que ele o consuma. Com o tempo, você vai perceber que "tudo vai ficar bem", exatamente como aquele motorista de táxi me disse. A chave está em criar uma estratégia que respeite seu ritmo e promova a construção de uma nova realidade para si mesmo.

É importante reconhecer e absorver essa dor. Fingir que ela não existe ou tentar suprimi-la pode levar a consequências mais graves no futuro, como traumas ou crises emocionais. A dor emocional é semelhante a uma ferida física: se ignorada ou negligenciada, pode infeccionar e se tornar mais difícil de tratar.

Ao longo dos anos, observei muitas pessoas tentando mascarar a dor do término por meio de comportamentos escapistas, como ir a baladas, beber excessivamente ou iniciar novos relacionamentos impulsivamente. Embora essas atitudes ofereçam um alívio momentâneo, acabam resultando em recaídas emocionais ainda mais intensas. Isso ocorre porque a dor reprimida encontra formas de se manifestar, seja por meio de explosões emocionais, ansiedade ou padrões de comportamento destrutivos.

A solução para superar a dor é reconhecê-la e, aos poucos, trabalhar para curá-la. A prática do mindfulness, por exemplo, pode ser uma grande aliada. Dedique alguns minutos do seu dia para se conectar com suas emoções. Sente-se em um lugar tranquilo, respire profundamente e observe o que sente, sem julgamento. Permita-se viver o luto, pois ele é uma etapa essencial do processo de cura.

Outra abordagem poderosa é a escrita terapêutica. Tire um tempo para escrever sobre suas emoções, experiências e expectativas. Pergunte-se: "O que eu aprendi com essa experiência? Como isso pode me ajudar a crescer?". Até mesmo descreva o que sente. Pode parecer contraintuitivo pensar na sua dor quando a sente, mas expressar esse sentimento ajudará a dimensionar o que está rolando em sua cabeça.

Lembre-se: curar a dor não significa esquecer ou apagar o passado, mas aprender a carregar as memórias com leveza e gratidão pelos momentos vividos. Você merece uma vida plena e feliz, e cada passo que dá em direção à cura é uma prova de sua força.

Entenda a dor, pegue uns dias para você, chore bastante, sinta a dor, mas aos poucos vá se recolhendo. Recolha todos os resquícios de seu ou sua ex que existem pela sua casa: fotos, presentes, coisas que te remetem imediatamente a ele ou ela. Se tiver um carinho pela pessoa, guarde numa caixinha. Se não tiver carinho, queime, jogue no lixo, doe. Mas, se aquilo vai te fazer mal, não guarde com você.

Não carregue consigo um lembrete constante da sua dor. Sentir a dor é importante, assim como absorvê-la, mas não fique amarrado a ela para sempre.

Outra questão importante são as redes sociais. A gente pode até terminar um relacionamento, pode até se afastar de uma pessoa, mas o fantasma dela parece nos amaldiçoar através da tela do nosso celular.

Temos, muitas vezes, a tendência ao autoflagelo, checando constantemente como está a vida do ex-parceiro. Minha dica? Bloqueie.

Sei que, para muitos, bloquear um ex-parceiro pode parecer um ato infantil ou imaturo. Porém, eu pergunto: o que é mais importante, parecer maduro aos olhos dos outros ou cuidar da sua saúde mental? Fingir que está tudo bem enquanto sofre internamente é, na verdade, um desrespeito consigo mesmo. Não há vergonha nenhuma em admitir que você precisa de limites para se recuperar.

Deixar de ver as atualizações do seu ex é mais do que uma questão de evitar sofrimento: é uma maneira de proteger a si mesmo contra ciclos de comparação e culpa. Ver fotos ou stories dele ou dela, especialmente se parece estar seguindo em frente, pode desencadear uma enxurrada de pensamentos negativos. "Será que já me esqueceu? O que estou fazendo de errado?" Esses pensamentos corroem a autoestima e criam uma espiral de autossabotagem que só aumenta o peso do término.

O lembrete constante da presença do ex pode gerar sentimentos de comparação que corroem sua autoestima. Você pode acabar se convencendo de que o outro está lidando melhor com a situação, o que só aumenta a tristeza, a culpa e a sensação de fracasso. Isso diminui seu amor-próprio e intensifica a dor do término, tornando o processo de recuperação ainda mais difícil.

Se um término já é difícil por natureza, por que piorar a situação? Se bloquear sua ex, as amigas dela ou os parentes pode aliviar parte desse sofrimento, faça isso. Não tenha medo ou vergonha de priorizar sua saúde emocional. Lembre-se: cuidar de si mesmo é sempre o caminho mais inteligente.

Bloquear não é sobre fraqueza, é sobre força. É sobre reconhecer seus limites e tomar uma decisão ativa para facilitar seu processo de cura. Pense nisso como um remédio necessário: se você estivesse com uma ferida no corpo, não hesitaria em protegê-la para que pudesse cicatrizar, certo? Então, por que seria diferente com as feridas emocionais?

Além disso, bloquear é uma forma de dar espaço para si mesmo. Quando você não está mais sendo bombardeado por lembranças ou informações sobre a vida do seu ex, pode direcionar sua energia para coisas que realmente importam: seus próprios interesses, sua saúde mental e a construção de uma nova rotina.

E lembre-se, esse bloqueio não precisa ser permanente. Ele pode ser temporário, até que você se sinta fortalecido e emocionalmente preparado para lidar com essas memórias sem que elas o abalem. Até lá, priorize-se. Tome as rédeas do seu processo de cura e dê a si mesmo a chance de recomeçar sem as distrações e armadilhas emocionais que o passado pode trazer.

Lembra quando falamos de mudança de rotina? Pois bem, uma atividade física aqui vai fazer milagres para você. Um outro conselho: felicidade química nunca é demais.

A prática de uma atividade física pode ser uma grande aliada no processo de recuperação após um término de relacionamento. Em primeiro lugar, o exercício libera uma série de hormônios, como endorfina e serotonina, que promovem bem-estar e ajudam a reduzir o estresse. Além disso, o foco necessário durante a prática esportiva permite que você desvie seus pensamentos do término, mesmo que por algum tempo, oferecendo um alívio emocional imediato.

Depois do meu último término, comecei a praticar jiu-jitsu, e essa experiência foi extremamente benéfica para mim. É difícil pensar em qualquer dor emocional quando você está no tatame, tentando escapar de alguém que está literalmente tentando te enforcar. Esse tipo de atividade exige tanta atenção e esforço cognitivo que não sobra espaço para remoer o sofrimento.

Nosso cérebro, ao aprender algo novo, precisa direcionar energia para processar comandos, movimentos e estratégias, aliviando temporariamente a carga emocional que estaria ocupando sua mente. É como liberar espaço no HD do sofrimento e preenchê-lo com algo positivo e estimulante.

Além dos benefícios físicos e mentais, muitas atividades esportivas também têm um impacto social significativo. Modalidades coletivas, como aulas de luta, dança, grupos de corrida ou outras práticas, incentivam a interação com pessoas novas e a criação de novos círculos sociais.

Participar de um happy hour após o treino, compartilhar um açaí com os colegas ou se envolver em grupos que organizam eventos aos fins de semana são maneiras de reconstruir sua vida social e se conectar com outras pessoas.

Sou um grande defensor da prática esportiva após um término, porque acredito que ela traz benefícios integrados: melhora o corpo, fortalece a mente, amplia as amizades, ensina novas habilidades e cria uma nova rotina. Além disso, a atividade física tem o poder de nos empoderar, aumentando nossa autoconfiança e nos ajudando a reavaliar nossa própria imagem.

Quando você começa a enxergar mudanças positivas em si mesmo, tanto no físico quanto no emocional, surge uma nova perspectiva de amor-próprio e objetivos renovados.

Mas um conselho essencial no processo de superação: invista em sua autoestima. Após um tempo do término, reserve um momento para cuidar de si mesmo. Cuide do seu corpo, da sua aparência, do seu cabelo, das suas roupas. Se puder, presenteie-se com um banho de loja, renove seu guarda-roupa, tire novas fotos para suas redes sociais, redescubra o prazer de valorizar sua imagem pessoal.

Esses pequenos gestos são formas poderosas de reforçar o amor-próprio e de se reconectar com quem realmente é. Quando passamos anos em relacionamentos longos, acabamos negligenciando a própria vaidade e jogando toda a nossa validação no outro.

Deixamos de nos arrumar, de nos maquiar e de vestir roupas que nos fazem sentir bem. Esse é o momento perfeito para recuperar o que foi deixado de lado. Reconstrua sua autoestima, redescubra seus valores e seus planos. Lembre-se de que, em uma relação, é comum entrarmos em uma espécie de simbiose com o parceiro e perdermos de vista nossa individualidade. Agora é a hora de se redescobrir.

Pergunte a si mesmo: o que você deixou de fazer por causa do relacionamento? Quais hobbies, sonhos ou hábitos ficaram para trás? Aproveite esse momento para retomar tudo aquilo que foi abandonado.

Vá à praia, ao cinema, a restaurantes, museus ou faça aquela viagem que sempre desejou. Use essa fase como um período de renovação e autodescoberta. Reconectar-se consigo mesmo é o maior presente que você pode se dar nesse processo de reconstrução.

Algo que ajuda muito nos momentos de dor é se reconectar com a sua rede de apoio. Em tempos de fragilidade, é quando mais precisamos das pessoas que amamos. Pessoas são seu maior ativo por isso.

Busque apoio em sua mãe, seu pai, seus irmãos, seus amigos. Abra-se com eles, explique o que está acontecendo, peça apoio, companhia, e proponha momentos juntos: passeios, idas a restaurantes, viagens. Uma boa companhia nunca é demais, especialmente quando estamos tentando nos reerguer.

Lembro que, no término do meu primeiro relacionamento — aquele em que chorei no carro —, tive dificuldades de falar com minha família. Para meu pai, tudo parecia frescura e para minha mãe, exagero meu. Foi quando fui abordado por uma pessoa inesperada — minha madrasta. Até então, nunca tínhamos sido muito próximos, mas, sensibilizada com meu estado emocional, ela fez o que ninguém mais da minha família tinha feito: me deu colo e suporte emocional.

Em uma das muitas conversas que tivemos, dividiu comigo como tinha sido seu divórcio, quando foi trocada por outra mulher, tendo dois filhos pequenos. Como se sentiu desamparada e das dificuldades que teve para se reerguer. Foi um espaço sem julgamentos, sem solução rápida e com muito espaço para validar minha dor. Naquele dia, encontrei uma segunda mãe cujo conselho me é de grande valia até hoje. Situações difíceis às vezes nos aproximam das pessoas que estão perto da gente.

Essas pessoas não apenas oferecem conforto, mas também nos ajudam a extravasar. E, no término de um relacionamento, especialmente nos primeiros dias, é essencial falar. Você provavelmente tem muitas coisas acumuladas que precisa colocar para fora — sentimentos, pensamentos, mágoas. Muitas vezes, durante um relacionamento, guardamos situações e emoções para nós mesmos, sem compartilhar com ninguém.

Eu me lembro de um término após um relacionamento de cinco anos — esse um pouco mais recente. Foi só quando comecei a conversar com meus amigos que percebi várias situações que nunca tinha avaliado profundamente.

Ao desabafar, compreendi que tinha vivido momentos constrangedores, situações abusivas e instantes em que me senti desvalorizado. Como passei tanto tempo imerso na dinâmica daquele relacionamento, nunca tinha realmente questionado esses aspectos. Expressar essas experiências em voz alta me trouxe uma nova perspectiva, permitindo-me entender que nem tudo era tão positivo quanto eu pensava.

Quando terminamos, é natural nos apegarmos às coisas boas do relacionamento: o amor, o afeto, a companhia. Isso nos faz suprimir as partes ruins — as brigas, as discussões, os momentos em que nos sentimos desvalorizados ou não ouvidos. Mas é fundamental trazer essas experiências à tona e dar a elas o peso que merecem. Afinal, todo relacionamento termina por algum motivo.

Se o término aconteceu por algo que você fez, por mais difícil que seja, encare isso como uma lição. Reconheça que suas atitudes têm consequências e use a experiência como aprendizado para não repetir os mesmos erros no futuro. Não, isso não vai fazer doer menos, mas pode torná-lo uma pessoa mais madura e responsável para os próximos relacionamentos.

Por outro lado, se o término aconteceu por questões que não estavam sob seu controle, use esse momento para refletir. O que você aprendeu com o relacionamento? O que funcionou bem? O que não deu certo? Reflita sobre ciúmes, planos, espaço pessoal. Reconheça os aspectos positivos e negativos e transforme tudo em aprendizado.

Mesmo os momentos difíceis podem se tornar valiosas lições. Use essa experiência para crescer, para se entender melhor e para levar ao próximo capítulo da sua vida um você mais consciente e fortalecido.

Outro conselho importante: não tenha medo de buscar ajuda profissional. Um psicólogo ou terapeuta é um aliado fundamental nesses momentos, alguém que pode ouvi-lo sem julgamentos e ajudá-lo a racionalizar a dor. Eles auxiliam na difícil tarefa de colocar em palavras os sentimentos que parecem confusos ou intransponíveis.

Trabalhando com homens há anos, percebo que uma das maiores dificuldades que enfrentam é justamente expressar o que sentem de forma clara e racional. Desde cedo, somos ensinados a ser fortes, duros, a não chorar, a não demonstrar fraquezas. Quando passamos por experiências traumáticas, como o término de um relacionamento, enfrentamos não apenas a dor da perda do amor, dos planos e sonhos construídos, mas também um estado de choque emocional. Não sabemos como lidar com isso. Sentimos que nossos amigos não querem ou não conseguem nos ouvir, que o mundo invalida a nossa dor, como se ela não fosse legítima.

Se você não confia em sua rede de apoio ou tem receio de se abrir com seus amigos, buscar ajuda profissional é essencial.

Um psicólogo é um espaço seguro, protegido por ética e sigilo, um espaço onde pode compartilhar suas dores sem medo de julgamentos ou de virar motivo de chacota entre amigos. Um bom profissional te ajudará em estratégias e mecanismos de comportamento para lidar com a dor de maneira racional. Esse é um ambiente onde será ouvido e respeitado, permitindo que processe suas emoções de maneira saudável.

Muitos homens subestimam o poder de expressar o que sentem e o impacto positivo que isso tem na saúde mental.

Permitir-se falar, desabafar e compreender os próprios sentimentos é um ato de coragem que pode transformar completamente o modo como você encara as dificuldades da vida. Não hesite em buscar esse tipo de suporte — sua saúde emocional merece essa atenção.

Percebeu que, até agora, eu não citei que a cura para um término de relacionamento é se envolver com outra pessoa?

Isso não foi por acaso. Muitas vezes, um novo relacionamento pode fazer mais mal do que bem. Entrar em uma nova relação carregando feridas e dores antigas, sem as resolver, nos leva a projetar os problemas do passado no presente. Pode transformar a possibilidade de uma nova felicidade em mais um desastre emocional.

É fundamental se livrar das dores do passado antes de mergulhar de cabeça em uma nova relação. E sim, é muito mais fácil escrever isso do que colocar em prática.

O término de um relacionamento dói, e recaídas fazem parte do processo. Haverá momentos em que você não se sentirá orgulhoso de si mesmo. Talvez em uma saída com amigos você ache que está bem, mas depois de algumas bebidas se pegue chorando pela sua ex. E sabe de uma coisa? Está tudo bem.

A recuperação emocional não é uma linha reta ascendente. É uma montanha-russa. Haverá altos e baixos, dias terríveis seguidos por dias bons, momentos em que você se sentirá estável e outros em que tudo parece desabar. Mas, com o tempo, os dias bons começarão a superar os ruins.

O importante é nunca negar o que está sentindo, independente de quanto tempo já passou. Encare sua dor de frente, de maneira ativa, pragmática e planejada.

Não permita que sua mente lhe pregue truques, levando você a acreditar que superou algo que ainda está ali. A dor do término faz parte do processo de crescimento, e enfrentá-la de forma consciente é essencial para se reconstruir. Respeite seu tempo, sua jornada e o que você está vivendo. Aos poucos, você perceberá que está caminhando para um lugar melhor, mais leve e feliz.

Jamais saberei se o motorista do táxi sabia de algo que eu não sabia ou apenas queria me confortar para que não causasse um acidente de trânsito, mas, no final, consegui superar a dor daquele relacionamento e de outros que tive. Sempre apostando em uma abordagem pragmática, sóbria, cercado de pessoas que amo e respeitando meu tempo.

Aqui, quero repetir o favor que um dia me foi feito e te assegurar que, se seguir esses conselhos, pode acreditar, vai ficar tudo bem.

LIÇÕES SOBRE RELACIONAMENTO QUE SEUS PAIS NÃO TE ENSINARAM (MAS VOCÊ DEVERIA SABER).

ACREDITE EM AÇÕES, NÃO EM PALAVRAS

Falar "eu te amo" até um ursinho de pelúcia consegue. Não seja ingênuo de acreditar apenas no que o outro diz.

A maior demonstração de amor que uma pessoa pode ter por você está nas atitudes dela. Quem realmente se importa, age. Quem se importa, muda. Pare de fazer aquilo que incomoda, que machuca, que faz mal. É simples.

O manipulador, por outro lado, é um malabarista das palavras. Ele não fala o que sente ou pensa, mas sim o que você quer ouvir. Em um relacionamento, muitas vezes deixamos a razão de lado e o sentimento falar mais alto. Esse sentimento pode nos cegar para os fatos, que são sempre provados pelas atitudes. No entanto, com o verniz das palavras e a doçura de uma poesia enganadora, acabamos nos deixando levar.

Manipuladores têm método. São sistemáticos. Testam pessoa por pessoa, identificam limites e exploram nossos pontos fracos. Se nos rendermos apenas ao poder das palavras, nos tornamos alvos fáceis: vítimas de manipulação, vítimas de relacionamentos tóxicos e de pessoas que estão conosco apenas para benefício próprio, enquanto colocam nossa saúde mental, financeira e qualidade de vida em segundo plano.

Não podemos ser ingênuos, acreditando em promessas de mudança que nunca se concretizam. Continuar ouvindo palavras vazias apenas nos machuca e prejudica qualquer relação. E isso vale para nós mesmos também.

Não adianta passar horas pedindo perdão e dizendo estar arrependido se não há coragem, decência e disciplina para mudar e cumprir o que foi prometido. Palavras sozinhas não sustentam o amor. Um relacionamento não é um livro. Ele não precisa de palavras, precisa de ações para preenchê-lo.

Um relacionamento é construído na convivência diária. É a disciplina de cuidar, zelar e se importar com o outro. Nunca devemos tomar o outro como garantido, porque ele não estará sempre ali incondicionalmente.

Quanto mais ativamente pensarmos em preservar e fortalecer a relação, melhores e mais saudáveis serão os resultados.

NÃO BRIGUE NA FRENTE DOS OUTROS (FAMÍLIA OU AMIGOS)

"Elogie em público, corrija no privado." Essa frase é uma maneira bonita e gentil de dizer que roupa suja se lava em casa, não na rua.

Discutir com seu parceiro ou parceira na frente de outras pessoas, além de constrangedor, afasta as pessoas de vocês e prejudica a dinâmica de confiança e intimidade entre vocês.

Não torne um jantar entre amigos ou familiares em um show. Ninguém ali pagou ingresso para assistir a uma novela mexicana disfarçada do que vocês dois chamam de relacionamento.

Relacionamentos saudáveis exigem cuidado e respeito, e resolver conflitos de forma pública não é apenas ineficaz, mas também destrutivo. Além disso, envolver outras pessoas nas discussões pode transformar pequenos desentendimentos em grandes conflitos, prejudicando não apenas a relação, mas também os círculos sociais que vocês compartilham.

Quando um casal decide levar suas discussões para o grupo de amigos ou familiares, cria-se uma situação delicada. As partes externas, que foram envolvidas sem pedir, acabam carregando suas próprias opiniões e julgamentos. Um problema que já seria difícil de ser resolvido a dois agora precisará ser resolvido entre três, quatro ou mais pessoas.

E, mesmo que o casal consiga superar os desentendimentos, os amigos e familiares frequentemente não esquecem as trocas de ofensas, criando ressentimentos ou "ranços" que dificultam a convivência. Um conflito passageiro pode deixar marcas duradouras, não apenas no relacionamento, mas em toda sua volta.

É fundamental lembrar que ninguém além de vocês dois compreende plenamente as nuances do relacionamento. Só vocês sabem o contexto das discussões, os impactos emocionais e as razões por trás de cada atitude. Quando terceirizamos nossas disputas para o julgamento de outros, perdemos o controle da narrativa e da resolução, cedendo espaço para opiniões que podem ser parciais ou até prejudiciais.

Buscar apoio na rede de amigos ou família é algo natural, especialmente em situações de abuso ou relacionamentos tóxicos. Nesses casos, levantar uma bandeira e pedir ajuda são atitudes essenciais.

No entanto, as discussões triviais do dia a dia não devem ser tratadas como espetáculos públicos. Muitas vezes, essas disputas se tornam competições silenciosas em que o objetivo deixa de ser resolver o problema e passa a ser ganhar a discussão.

Frases como "não é mesmo, Carla? Você não acha isso?" ou "Pedro, veja só, ele prometeu que não faria isso e fez, você acha justo?" são exemplos de tentativas de usar o público como ferramenta para validar o ponto de vista. Contudo, ao fazer isso, criamos um ambiente social tóxico e transformamos amizades em campos de batalha emocionais.

Uma lição importante é entender que, mesmo estando com a razão, podemos agir de forma tóxica. Podemos estar certos sobre algo, mas resolver o conflito de maneira errada, expondo o outro desnecessariamente, usando tom inadequado ou manipulando terceiros para obter validação.

A maturidade em um relacionamento está em reconhecer que a forma como lidamos com as discussões é tão importante quanto o que estamos discutindo.

Para preservar um relacionamento saudável, é crucial estabelecer limites claros. Isso inclui definir que os conflitos serão resolvidos de forma privada, mantendo o foco no respeito mútuo. Além disso, é essencial desenvolver ferramentas emocionais para lidar com as divergências de forma madura: ouvir com empatia, falar com respeito e buscar soluções em conjunto.

Os relacionamentos modernos, muitas vezes, falham porque as pessoas negligenciam a importância da intimidade emocional e da resolução privada de conflitos. A dinâmica de "espetacularizar" problemas, seja em redes sociais, grupos de amigos ou reuniões familiares, enfraquece a base da relação. Um relacionamento não tem a ver com ganhar ou perder uma discussão, mas com crescer e aprender juntos.

Respeitar o parceiro, mesmo durante conflitos, não é apenas uma demonstração de amor, mas também uma forma de preservar a essência do relacionamento. A maneira como resolvemos nossas diferenças diz muito sobre quem somos e sobre o futuro da relação que estamos tentando construir.

DINHEIRO NÃO É UM PROBLEMA (ATÉ SER)

Segundo uma pesquisa do IBGE, problemas financeiros são responsáveis por quase 60% dos divórcios no Brasil[41].

E não é difícil entender o porquê.

Se gerenciar dinheiro sozinho já é um desafio, imagine quando suas finanças passam a ser compartilhadas com outra pessoa.

O dinheiro, em si, não é o problema, mas ele pode rapidamente se tornar o maior deles se não houver diálogo, planejamento e respeito mútuo.

Imagine um cenário: a casa precisa urgentemente de uma reforma. A infiltração que era apenas uma pequena mancha amarela agora tomou duas paredes inteiras. Ainda assim, o marido chega em casa com rodas novas para o carro. Qual é a prioridade aqui? Qual foi o acordo? Por que o dinheiro que deveria ter sido destinado ao bem-estar do lar foi usado em algo pessoal?

Normalmente, as justificativas são egoístas: "Eu trabalho tanto, queria algo para mim" ou "Eu mereço também". E, claro, todos merecem. O problema surge quando os acordos estabelecidos no relacionamento não são respeitados.

Falar sobre dinheiro ainda é tabu para muitas pessoas. Há vergonha em discutir salários, investimentos ou até mesmo dificuldades financeiras. Agora, imagine lidar com isso em uma relação em que há uma constante negociação de papéis e responsabilidades. Torna-se um assunto delicado, até constrangedor, mas é exatamente o tipo de conversa que é obrigatória, especialmente em relacionamentos de longo prazo.

Se vocês vão morar juntos, como será feita a divisão de contas? Será 50/50? 60/40? E se uma das partes não consegue contribuir financeiramente, como pode compensar de outras formas, como cuidando da casa ou assumindo outras responsabilidades? E o lazer? Quanto será destinado para diversão? Porque, embora as contas da casa sejam prioridade, cada indivíduo ainda precisa de sua individualidade financeira. Não se trata de abrir mão dos seus gostos ou hobbies, mas de equilibrar as prioridades de ambos.

Por exemplo, se para sua parceira é importante comprar uma paleta de maquiagens até o fim do ano, trate isso como prioridade. Demonstre respeito por aquilo que é importante para ela. Da mesma forma, se o carro é o seu projeto pessoal que te ajuda a lidar com o estresse do trabalho, ela também precisa enxergar isso como algo relevante. Tudo isso só funciona se for, claro, acordado. E, acima de tudo, respeitado.

Uma vez que os acordos forem feitos, seja íntegro com eles. Muitos tratam o parceiro ou parceira como uma extensão dos pais, achando que podem fazer algo fora do combinado sem grandes consequências. "Ah, no máximo vai ser uma bronca em casa e está tudo bem." Mas essas "broncas" se acumulam como uma pilha de problemas até que, um dia, ela desmorona e destrói a relação.

Outro ponto crítico são dívidas, compulsão por compras ou jogos. Muitas pessoas escondem esses problemas do parceiro até que a situação se torne insustentável. O silêncio pode parecer uma forma de evitar conflito, mas, na verdade, é uma traição à confiança. Quando a bomba finalmente estoura, o impacto pode ser devastador: dívidas que levarão anos para serem resolvidas, mudanças drásticas no estilo de vida e, pior, o sentimento de que o outro lado não confiou em você para lidar com a situação desde o início.

Esse tipo de omissão não é apenas um problema financeiro, mas também um problema de confiança. "Como assim a pessoa com quem divido minha vida escondeu isso de mim? Como assim ela colocou nossa relação em risco por orgulho ou medo de conversar?"

Especialmente para muitos homens, admitir dificuldades financeiras pode parecer uma afronta ao próprio ego. Muitos preferem carregar o fardo sozinhos até que ele se torne insustentável, e só então revelam que a família está endividada ou que o estilo de vida terá que mudar drasticamente. Mas, nesse ponto, muitas vezes já é tarde demais para salvar a relação.

A maneira como tratamos o dinheiro em uma relação reflete, em última instância, o respeito e o cuidado que temos pelo projeto de vida que estamos construindo juntos.

NÃO SEJA A PANTUFA DE NINGUÉM

Pantufa é aquela coisa, né? Bonita em casa, mas feia demais para usar na rua.

Algumas pessoas vão querer o seu corpo, mas não a sua presença em uma relação. Para elas, o que importa são os momentos de intimidade no quarto, não a companhia na rua.

Vão te ligar numa sexta-feira à noite, no meio da madrugada, perguntando se está sozinho e se quer uma visita, mas jamais marcarão um compromisso para dar uma volta no shopping de mãos dadas. Essas pessoas não estão interessadas em você como um todo; querem apenas o que é conveniente para elas.

Para essas pessoas, você é alguém prático para atender a uma necessidade momentânea, mas não alguém com quem elas desejam construir algo significativo. Andar de mãos dadas em um bar, onde podem encontrar flertes ou conhecidos, é um risco para os outros relacionamentos que estão tentando manter. Você se torna apenas uma forma de aliviar desejos carnais, sem qualquer compromisso ou interesse a longo prazo.

O problema é que, na nossa carência — essa velha conhecida —, acabamos nos iludindo, nos apaixonando, e caindo no conto de que esse "relacionamento" pode ter algum futuro. Mas a verdade é que, se a pessoa não te assume, não tem coragem de andar de mãos dadas com você, de estar em lugares públicos, de te apresentar aos amigos, à família ou de interagir com você abertamente nas redes sociais, então ela não te deseja de verdade.

É comum ouvirmos a desculpa moderna de que a pessoa é "discreta" ou "sigilosa" porque "aquilo que os outros não veem ninguém estraga". Em alguns casos, isso pode ser verdade, mas, na maioria das vezes, é apenas uma justificativa para manter a conveniência de estar com você sem atrapalhar os outros "casos" que ela está tentando equilibrar ao mesmo tempo.

Dê valor a si mesmo. Quanto mais tempo você perde com pessoas que não querem estar com você por completo, menos tempo dedica às pessoas que realmente desejam sua presença. Amar a si mesmo é o primeiro passo para atrair pessoas que respeitam e valorizam o que você tem a oferecer.

Não se contente com migalhas de atenção ou relações unilaterais. Relacionamentos saudáveis são construídos com reciprocidade, respeito e transparência. Se a pessoa com quem você está não está disposta a se comprometer publicamente ou compartilhar sua vida com você, talvez seja hora de reconsiderar onde está colocando sua energia e atenção.

A vida é curta demais para desperdiçarmos tempo e emoções com pessoas que não estão dispostas a fazer o mesmo por nós. Ao nos valorizarmos, abrimos espaço para conexões mais significativas, aquelas que realmente acrescentam e nos fazem sentir completos.

Escolha pessoas que querem andar ao seu lado, tanto no quarto quanto na rua, e que estejam prontas para construir algo real e duradouro com você. Quanto mais tempo você perde com pessoas que não querem estar com você, menos tempo vive com as pessoas que querem.

NUNCA DESCONTE A SUA CARÊNCIA EM UM RELACIONAMENTO

É comum, quando estamos apaixonados, projetarmos nossas inseguranças, insuficiências e o desejo de ser amado nos nossos relacionamentos. Buscamos em terceiros a validação de que somos merecedores de carinho, afeto e cuidado.

Nesse processo, acabamos delegando uma parte significativa do nosso amor-próprio, da nossa segurança emocional e dos nossos anseios ao outro.

Essa busca por validação externa é extremamente perigosa. Quando terceirizamos a responsabilidade pela nossa autoestima, tornamo-nos mais frágeis. Se o relacionamento termina, as inseguranças permanecem intactas e, agora, sem o outro para validar nosso valor, enfrentamos um vazio ainda maior. Além disso, essa dependência emocional nos torna vulneráveis à manipulação. Há pessoas que enxergam nas nossas carências uma oportunidade de se beneficiar, explorando nossas fraquezas para alcançar seus próprios objetivos.

Infelizmente, não podemos ser ingênuos ao ponto de acreditar que todos jogam com as mesmas regras que nós. Há quem se aproveite da nossa bondade ou vulnerabilidade para obter vantagens. Algumas pessoas usarão nossas carências para extrair de nós o que desejam, seja dinheiro, conforto, companhia, sexo ou até mesmo a sensação de poder que o controle emocional sobre outra pessoa oferece.

Por exemplo, uma pessoa pode explorar a sua necessidade de validação para garantir um lugar para morar, refeições feitas por você, contas pagas ou favores que atendam às suas próprias conveniências. Isso não acontece porque somos bons e pensamos no bem-estar do outro, mas porque nem todos compartilham dos mesmos valores. A maldade e o oportunismo existem, e precisamos estar atentos para reconhecê-los e nos proteger.

Reconhecer essa dinâmica é fundamental para evitar cair em relações abusivas ou manipuladoras. Cultivar amor-próprio e autossuficiência emocional é essencial para construir relacionamentos saudáveis. Quando confiamos em nós mesmos e reconhecemos nosso valor, sem depender do outro para validá-lo, estamos menos propensos a cair em armadilhas emocionais.

Isso não significa que não devemos abrir espaço para o amor e a troca de carinho em nossas relações. Pelo contrário, compartilhar a vida com alguém é um dos grandes prazeres da existência. No entanto, precisamos ter cuidado para que o relacionamento seja uma parceria equilibrada, e não uma relação de dependência ou exploração. Amar alguém é saudável quando é um encontro de duas pessoas inteiras, e não de metades que buscam no outro o que lhes falta.

A proteção contra o abuso emocional começa com a conscientização. Esteja atento aos sinais de manipulação, mantenha sua independência e lembre-se: a validação mais importante vem de dentro.

Ao construir uma base sólida de autoestima, você se torna menos vulnerável à exploração e mais apto a identificar relações verdadeiras e recíprocas.

RELAÇÃO BOA COM SOGRO E SOGRA É IMPORTANTE

Frequentemente, ouço pessoas reclamarem sobre a relação com o sogro ou a sogra. Brigas, discussões e trocas de farpas em jantares de família acabam transformando momentos que deveriam ser agradáveis em situações insuportáveis.

É importante entender desde o início: ao escolher estar com alguém, você também escolhe, em certa medida, estar com a família dessa pessoa. A família é uma extensão inevitável do seu parceiro ou parceira, e aprender a lidar com ela é essencial para a construção de um núcleo familiar saudável.

Ter uma boa relação com os familiares do seu parceiro pode parecer irrelevante no começo de um namoro, quando as interações com a família ainda são esporádicas ou superficiais, mas, com o tempo, a presença deles em ocasiões importantes se torna mais constante.

Aniversários, jantares, festas de fim de ano e outras reuniões familiares passam a ser parte da rotina do casal. Quando a relação com esses familiares é conflituosa, o desgaste pode impactar diretamente no relacionamento. Por isso, desenvolver a maturidade e a habilidade para lidar com sogros e outros parentes é uma atitude necessária para a manutenção de um lar harmonioso.

Óbvio que as pessoas são complexas. Algumas são mais fáceis de lidar; outras, mais difíceis. Há aquelas que parecem desafiar nossa paciência em todos os momentos. Mas, enquanto você tem a liberdade de escolher o seu parceiro, os sogros vêm como um pacote inevitável. Ignorar ou fingir que eles não existem não é uma solução viável, e viver em constante conflito só traz mais tensão para o relacionamento.

Saber escolher as suas brigas é um ato de inteligência emocional. Nem toda divergência merece ser enfrentada, e muitas situações podem ser resolvidas com paciência, diálogo e limites claros.

Exceções, claro, devem ser feitas em casos de abuso, assédio ou comportamentos criminosos. Nessas circunstâncias, o confronto e a proteção do seu espaço e bem-estar tornam-se indispensáveis. Mas, fora desses cenários extremos, construir e manter uma relação civilizada com os familiares do parceiro é uma escolha sensata.

Por que isso é importante? Porque o relacionamento que você está construindo não existe no vácuo. Ele é influenciado pelo contexto social e familiar de ambas as partes. Uma convivência harmoniosa com a família contribui para um ambiente mais leve, menos estressante e, acima de tudo, respeitoso. Além disso, a boa relação entre você e os familiares do seu parceiro ou parceira é uma demonstração de cuidado e respeito pela pessoa que você ama.

Manter essa harmonia não significa anular ou aceitar tudo o que é imposto. Significa, sim, saber dialogar, estabelecer limites quando necessário e encontrar um ponto de equilíbrio. Trata-se de uma escolha consciente de priorizar o bem-estar do relacionamento como um todo. E, se o objetivo é construir um lar e uma vida em comum, entender que sogros e familiares fazem parte dessa equação é um passo essencial.

No final, o esforço em cultivar uma relação respeitosa com a família do seu parceiro é um ato de amor. É uma forma de fortalecer os laços do casal, demonstrar maturidade e criar uma base sólida para enfrentar os desafios que virão. Nem sempre será fácil, mas, na maioria das vezes, valerá a pena.

Tudo que não te mata faz mal para sua saúde mental

A mente é a fonte de toda experiência e, mudando a direção da mente, podemos alterar a qualidade de todas as nossas experiências.

— Yongey Mingyur Rinpoche

Um adulto funcional provavelmente escova os dentes algumas vezes ao dia. Espero eu. Socialmente, o exigido é de três a quatro vezes. Uma pela manhã, ao acordar, após as refeições principais e antes de dormir. Tudo para que a saúde dos seus dentes mantenha-se em dia e que seu hálito não seja o motivo para afastar as rodas de conversa que frequenta.

O banho também deve ser um exercício diário tão incorporado à rotina que uma pessoa normal não consegue mais viver sem. A menos que seja um europeu. Nós conhecemos bem a fama do velho continente de não ser muito chegado a uma ducha no fim do dia. A pandemia também trouxe novos hábitos para nosso dia a dia. Não só lavamos a mão com mais frequência como o álcool gel se tornou praticamente obrigatório em muitos estabelecimentos. Mas os cuidados não se limitam ao nosso corpo.

Uma casa recebe uma boa faxina com relativa frequência. O carro merece uma lavagem semanal ou pelo menos a cada quinze dias. Tudo aquilo em que uma pessoa reconhece valor ganha um mínimo de tempo de cuidado.

Exceto saúde mental. Essa que se exploda mesmo.

Ao longo da minha vida, a máxima que aprendi é que o custo do cuidado é sempre menor que o custo do reparo. Vale desde a saúde dos dentes até mesmo o cuidado com o carro. Muitos de nós sabemos disso, mas por que a saúde mental não ganha a mesma importância em nossa vida?

Segundo um relatório da OMS, mais de 1 bilhão de pessoas vivem com algum tipo de transtorno mental no mundo. Desse total, 14% são adolescentes, e os números tendem a piorar[42].

Não existe uma região do mundo, grupo linguístico ou país onde o declínio do bem-estar mental entre os mais jovens não seja aparente. Pela primeira vez na história, o registro de ansiedade entre crianças e adolescentes supera o dos adultos[43].

Esse aumento no desgaste na saúde mental que temos observado não é um problema individual, e sim coletivo.

A realidade em que uma população vive impacta diretamente na qualidade do bem-estar dela e todo fator entra na equação, seja social, econômico, político, cultural e ambiental. Mas, de modo geral, a piora nos índices de saúde mental no mundo se acentua com a chegada dos anos 2000.

Podemos começar falando do uso excessivo de telas. Passamos cada vez mais tempo conectados, consumindo mais conteúdo do que nosso cérebro é capaz de processar.

As redes sociais também tiveram um impacto gigantesco na sensação de bem-estar dos jovens e adultos modernos. Não só estão diretamente associadas à disforia corporal — a forma negativa como usuários percebem o próprio corpo — como também estão ligadas ao crescente aumento da polarização nas redes, que gera um ambiente hostil e que traz severos impactos na saúde mental. O consumo de telas e das redes também acelerou e aumentou a maneira como consumimos notícias do mundo.

Se antes o consumo de notícias estava limitado às páginas do jornal e ao tempo do noticiário, hoje uma pessoa com tempo livre consegue consumir infinitas horas de notícias.

Mudanças políticas também tiveram impacto na população. Crises econômicas globais, aumento da inflação e queda do poder de consumo da classe média também impactam o bem-estar social.

Outras mudanças mais sensíveis também impactaram bastante a vida do trabalhador, como a uberização do trabalho — contratação de serviços por aplicativos sem vínculo empregatício —, cortes e *layoffs* cada vez mais constantes, fim da política de crescimento dentro de empresas — onde um funcionário poderia almejar trabalhar e se aposentar no mesmo lugar pelo resto da vida — e, por fim, a chegada da inteligência artificial.

Se desgraça já não fosse pouca, todo esse clima fica pior ainda com um aumento na descrença da classe política, surgimento cada vez mais recorrente de partidos e políticos extremistas e, talvez a pior dela, os efeitos do aquecimento global e da crise climática que já começa a nos abater. A sensação de que o mundo está acabando e nada está sendo feito cresce cada vez mais e temos que viver sob a sombra das consequências das gerações passadas.

O transtorno psiquiátrico parece estar cada vez mais comum entre a população e ganhou o apelido de "mal do século". De acordo com a OMS, a depressão é o problema psiquiátrico mais frequente e se tornará, até 2030, a doença mais comum em todo o planeta[44].

Tudo aquilo que não te mata tem feito um mal danado para a sua saúde mental.

Entendo que, no correr da vida adulta, a gente faz sacrifícios para ter qualidade de vida ou tentar tocar todas as responsabilidades ao mesmo tempo. Quem tem filhos precisa lidar com a pressão de manter as contas pagas, a ordem da casa e educar uma pessoa para o mundo, em um emaranhado de tarefas que consome todo o tempo livre para o autocuidado, quanto mais saúde mental, mas esse tipo de atenção é necessário.

Não importa quão duro você trabalhe, uma crise de ansiedade ou quadro de depressão impedirão que consiga aproveitar qualquer fruto de quanto se sacrificou. A grande questão em torno do sofrimento psicológico é que estamos constantemente tratando as consequências para só depois buscar as causas.

LIÇÕES SOBRE SAÚDE MENTAL QUE SEUS PAIS NÃO TE ENSINARAM (MAS VOCÊ DEVERIA SABER)

DURMA. VAI TE FAZER BEM

Não troque sono por produtividade. Essa é uma das trocas mais burras que se pode fazer. Em busca de ser mais produtivo, acreditamos que virar a noite trabalhando vai suprir algumas horas extras de que necessitamos para entregar determinada demanda.

Deixar de dormir faz mal para a regulação emocional, aumentando a vulnerabilidade a transtornos mentais e afetando o seu humor, fazendo com que fique mais suscetível à irritabilidade e estresse. Além disso, reduz sua capacidade em tarefas de raciocínio lógico, afeta sua memória, reduz seu tempo de resposta no dia seguinte e ainda faz com que tome decisões piores.

Na parte física, o sono é importante para diversos processos de recuperação muscular, hormonal, cardiovascular e para a saúde da pele. Hoje, atletas de alta performance no mundo inteiro não só monitoram a qualidade de seu sono como têm uma rotina rígida de horas dormidas necessárias para performar bem.

Pode até entregar uma tarefa com uma noite de sono mal dormida, mas o seu desempenho no dia seguinte será pior. Irá se sentir mal, pensar pior e performar pior. Se desempenha uma função com máquinas pesadas ou direção de veículos, pode ser um risco para as pessoas ao seu redor. Com acúmulo de noites mal dormidas, irá colher consequências graves para sua saúde mental.

No seu livro *Por que dormimos*, Matthew Walker explica que o sono é o fio de ouro que une nossa saúde e bem-estar. O sono é a base para uma mente saudável e um corpo equilibrado.

FELICIDADE QUÍMICA

Durante anos, o exercício físico foi ligado à estética, gerando uma visão de que quem se preocupa com atividades físicas seria fútil. Com o avanço das pesquisas médicas, especialistas comprovam que os exercícios físicos afetam o humor de uma pessoa por meio da liberação de hormônios que são regulados durante e após a realização de atividades físicas.

A mudança na percepção da prática da atividade física foi tanta que hoje psicólogos indicam exercícios físicos como parte do tratamento de certas formas de depressão, ansiedades e outros distúrbios.

Biologicamente falando, o ser humano não foi feito para ficar sentado 24 horas por dia num sofá vendo Netflix e vídeos curtos no celular. Nosso corpo precisa de movimento para se manter saudável.

Não importa que tipo de pessoa seja, existe uma atividade física feita para você. Se gosta de contato, pode pensar em uma arte marcial; se prefere algo menos explosivo, a yoga ou o pilates podem ser a solução; se curte concentração e explorar os limites do seu corpo, tem a musculação; se gosta de velocidade, tem a corrida e o ciclismo; quer algo mais ligado à natureza, trilhas ou escalada.

Independente da sua forma física, idade ou experiência, a atividade física é para todos. Existe um esporte para você, talvez só não tenha encontrado. Pode demorar até se encaixar, mas, quando encontrar uma modalidade que consiga praticar com certa recorrência, verá os benefícios da felicidade química para seu corpo.

NÃO DEIXE TUDO PARA A ÚLTIMA HORA

Quando Renato Russo disse que disciplina é liberdade, mal sabia o quão importante aquela frase seria para as próximas gerações.

Temos a tendência de ser muito positivos quanto aos nossos prazos de entrega. Trabalhos de escola, faculdade, relatórios, fechamentos... Temos a tendência de subestimar a capacidade de uma tarefa e supervalorizar nossas qualidades técnicas, o que gera aquele bom e velho pânico pré-entrega.

Lembro do clima tenso de fim de semestre na faculdade, em que alunos se descabelavam tentando correr para entregar trabalhos, estudar para provas e dar conta da vida social. Muitos dos trabalhos eram passados com um, dois meses de antecedência, porém, muitos colegas paravam para realizar as tarefas uma, duas noites antes do prazo final, comprometendo não só a qualidade do trabalho como também a saúde mental.

Planeje seu tempo. Organize suas tarefas para evitar sobrecarga. Tente ir analisando quanto tempo demora para realizar as tarefas e deixe sempre um espaço de gordura para queimar caso algo inesperado aconteça — e vai acontecer.

A vida adulta já exerce uma pressão absurda em cima de uma pessoa, por que complicar a sua própria vida deixando tudo para a última hora ou confiando em prazos apertados? Quanto mais programado e disciplinado estiver, menos sofrerá com estresse e a pressão psicológica de dar conta de suas tarefas.

CONSTRUA RELACIONAMENTOS SAUDÁVEIS

Existe um conceito na psicologia que se chama pensamento ruminante. É quando colocamos uma ideia na cabeça e ficamos remoendo-a por tanto tempo que ela vira um sofrimento. É o nosso inconsciente repetindo uma preocupaçãocontinuamente, quase sempre de forma negativa e aumentando o nosso sofrimento.

Em vez de buscar formas de agir ou resolver, constatamos apenas o ciclo repetitivo de pensamentos negativos, ligados à culpa, inadequação ou fracasso. Sozinhos, temos uma incapacidade de interromper esse estado mental em busca de padrões de pensamentos mais saudáveis e mais produtivos. É exatamente por isso que conversar com alguém ajuda tanto.

Sabe como parece que somos excelentes conselheiros para os nossos amigos, mas péssimos em tomar atitudes positivas com os problemas da nossa vida? É muito mais fácil avaliar uma situação quando não está atolado nela até o pescoço.

Conversar com um amigo traz uma opinião externa para validar se seu incômodo é certo ou uma brisa errada. Só ouvir uma ideia mais positiva já nos ajuda a interromper um padrão de pensamentos de autossabotagem, como se uma ideia positiva exorcizasse todos os pensamentos errados na sua cabeça.

Às vezes, só de pôr a ideia para fora conseguimos reavaliá-la de maneira mais crítica. Mesmo que a pessoa não tenha conselho nenhum, só de racionalizar nossos pensamentos em um argumento conseguimos entender como estamos errados e apenas ruminando uma brisa errada.

DESCONECTE-SE

Nos dias de hoje, é praticamente impossível viver sem acesso às redes sociais. Quem procura emprego precisará, uma hora ou outra, se conectar no LinkedIn. Quem vende produtos precisará usar Instagram ou TikTok para chegar onde as pessoas estão. Se você está solteiro, redes sociais são um ótimo lugar para encontrar pessoas.

Se desconectar completamente significa cortar laços com pessoas. É impossível desligar para sempre o modem da sua casa, mas você pode aprender a controlar.

Hoje, existem centenas de aplicativos que ajudam a monitorar e controlar quanto tempo uma pessoa passa em redes sociais. Até mesmo os próprios celulares estão vindo com essa função.

Saiba encontrar um equilíbrio bom de tempo de telas e tempo desconectado. Aproveite esse tempo fora do celular para respirar, se conectar com a natureza, aproveitar o ócio na sua casa, descansar, meditar... qualquer coisa que não envolva estar recebendo um fluxo constante e intenso de informações.

BUSQUE AJUDA

Não importa quão temente a Deus seja, o quanto goste de rolês com seus amigos ou quanto um esporte te faça bem, nada disso substitui o acompanhamento de um especialista.

Pouco a pouco, a necessidade de tornar o cuidado com a saúde mental está chegando nas empresas. Seja por meio da contratação de psicólogos para apoiar seus colaboradores ou em benefícios como plano de saúde com acesso a apoio psicológico. Não pense que fazem isso porque as empresas são boazinhas, mas sim porque um funcionário com problemas de saúde mental custa caro.

Cerca de 12 bilhões de dias de trabalho são perdidos por causa de depressão e ansiedade, custando à economia global quase 1 trilhão de dólares[45].

No mundo esportivo, a busca pelo equilíbrio de alta performance com saúde mental também tem crescido, como é o caso da atleta Simone Biles, que abandonou as finais de ginástica olímpica nos Jogos Olímpicos de Tóquio por conta de problemas de saúde mental, o que acabou chamando atenção do mundo, virando uma série documental e se tornando uma bandeira da importância do cuidado com a saúde mental.

Jogadores de futebol, como Adriano, Richarlyson, Cassio, entre outros, compartilharam suas histórias de sofrimentos psicológicos, mesmo tendo dinheiro, fama e tudo ao seu alcance.

A manutenção da própria saúde mental é uma questão de qualidade de vida.

Estamos falhando em ter sucesso

Aquele que move montanhas começa removendo pequenas pedras.

— Confúcio

Quem influenciou a sua definição do que é sucesso?

O poeta cubano José Martí bolou uma definição muito usada: "Plantar uma árvore, ter um filho e escrever um livro: três coisas que toda pessoa deve fazer durante a vida". Pois bem, queimamos as florestas, está cada vez mais caro ter um filho e mais da metade dos brasileiros não lê livros[46]. O que sobrou?

As novas gerações enfrentam um novo desafio: tentar ter sucesso na era das redes sociais, em que o efeito implacável da comparação aflige. É tanto vídeo de influenciador e celebridade que se perdeu a noção da realidade. Todos ao nosso redor parecem ter casas melhores, viagens melhores e parceiros amorosos melhores, como se a vida fosse uma festa para a qual não fomos convidados e estamos vendo tudo de fora. Estamos falhando em ter sucesso.

Quando eu era mais novo, a definição de sucesso para mim e boa parte dos meus colegas de rua era algo relativamente simples e tangível.

Sucesso na vida adulta significava ter um trabalho que pagasse as contas, um carrinho legal para ir de lá para cá — de preferência um Golf, que era o carro que bombava na época —, uma família bem sustentada e, se possível, comemorar a vitória do seu time no Brasileirão no final do ano.

Com o advento das redes sociais, o efeito da comparação se intensificou. Antes, nos comparávamos dentro de um limite tangível, entre vizinhos, amigos e colegas. Agora, nos medimos em escala global: com influenciadores, celebridades de outros países e pessoas que mal (ou sequer) conhecemos.

Criamos metas inalcançáveis de sucesso, infladas por discursos de coaches e padrões irreais de felicidade financeira, bens materiais e estilos de vida.

O problema é que deixamos que os outros definam o que é ser bem-sucedido e o que constitui uma vida realizada. Invertemos os valores: em vez de vivermos para nós mesmos, vivemos para suprir a ideia de felicidade na visão alheia. E, assim, perdemos o rumo da realização pessoal e do nosso verdadeiro propósito.

Quantas vezes nos vemos endividados por adquirir algo que nem nos agrada tanto, mas compramos porque "todo mundo está usando"?

Lembro de um amigo que comprou um relógio da Apple simplesmente porque todos no grupo dele tinham. Quando perguntei o que faria com o relógio, ele respondeu que não tinha ideia, mas descobriria assim que ele chegasse.

Essa busca desenfreada nos faz falhar na nossa percepção de sucesso. Como um lutador que só se preocupa em vencer sem entender o porquê da luta, estamos constantemente correndo atrás de objetivos inalcançáveis.

Mas o verdadeiro sucesso não está em atender expectativas externas. Sucesso é a construção de um propósito. É encontrar sentido e razão no que fazemos, compreender nossos hábitos e alinhar nossas escolhas aos nossos valores, ambições, desejos e medos.

Sucesso sem propósito não vale nada, porque sempre haverá alguém elevando a régua. E aí, pergunto: quando você estará satisfeito? Quando poderá desfrutar do que conquistou? Quando terá tempo para sua família, seus amigos e sua vida? Minha visão do que era sucesso mudou a partir do momento em que comecei a praticar jiu-jitsu.

Logo nas minhas primeiras aulas, comecei a enfrentar dificuldades de me localizar na modalidade. As posições pareciam impossíveis de serem executadas, mesmo as mais simples, e as derrotas nos treinos eram um lembrete constante de minha mediocridade.

"É importante entender seu processo", repetiu algumas vezes meu professor Casquinhas. "Os resultados podem ser frustrantes num primeiro momento, mas, quando se encontra prazer no processo, a coisa começa a acontecer."

Demorei a entender o que era o tal do processo, mas, quando a ficha caiu, trouxe uma lição que mudou minha percepção de diversos setores da vida.

Você começa a treinar uma modalidade que nunca praticou antes, enfrentando pessoas que já treinam há anos — às vezes, até décadas. Qualquer tentativa de fazer frente a elas é frustrante, e o sentimento de incapacidade é gigantesco. Como pode eu, um adulto formado e vivido, não conseguir sequer dar trabalho para outro adulto do meu tamanho?

Nos primeiros dias, parece que você voltou a ser uma criança aprendendo a andar. Tudo é novo, tudo parece difícil. É complicado encaixar os movimentos, ajustar o raciocínio e, sobretudo, lidar com o medo de enfrentar outra pessoa. Muitas vezes essa pessoa é maior, mais forte, tem uma expressão intimidadora e está pronta para aplicar um golpe em você.

Claro, em uma aula de jiu-jitsu, o ambiente é controlado — ou pelo menos deveria ser. Seu adversário não está lá para te machucar — ou pelo menos não deveria. Basta dar três tapinhas e a luta se encerra. Mas, mesmo assim, o medo persiste.

É comum sentir-se indefeso, inseguro e incapaz, mesmo enquanto tenta assimilar os ensinamentos do professor. A sensação de não conseguir aplicar nenhum golpe ou sequer incomodar o adversário é difícil de digerir.

Muitas pessoas desistem logo nas primeiras aulas, e outras nem chegam a conquistar a faixa azul — a primeira faixa após a branca. Isso acontece porque o ego entra em cena e machuca. Ver-se derrotado por alguém menor, mais fraco ou mais velho fere profundamente o orgulho de muitos homens que estão acostumados a se sentirem imbatíveis. Mas, no jiu-jitsu, ser derrotado é uma certeza.

Sempre encontrará alguém melhor que você, ou que naquele dia está mais focado ou teve um desempenho superior. Isso é especialmente verdade para nós, que somos “meros mortais” e não atletas profissionais. Por isso, deixar o ego de lado é fundamental.

O foco deve ser no aprendizado, no progresso. Se está treinando apenas para “bater nos outros”, cedo ou tarde encontrará alguém que irá vencê-lo — e isso será frequente, acredite. O crescimento no jiu-jitsu vem de entender o processo, de aceitar que ser subjugado por alguém melhor é uma oportunidade de aprendizado.

Com o tempo, as coisas começam a fazer mais sentido. Você aprende a se defender, a posicionar as mãos e as pernas, a ler a posição do adversário e a sentir o equilíbrio do seu corpo. É um passo de cada vez. E, em algum momento, mesmo perdendo, percebe que conseguiu dar trabalho para o adversário.

Talvez, em uma posição específica, ele tenha ficado desconfortável. Você aprendeu algo e evoluiu. E, aos poucos, começa a curtir esse progresso. Mesmo perdendo muitas lutas, comecei a encontrar pequenas vitórias em meio às derrotas. Se, no início, o adversário me finalizava em dois minutos, depois de alguns meses ele já precisava de três, quatro. Eu estava começando a dar trabalho. Se antes eu sequer sabia me posicionar, agora conseguia entender melhor as transições e ajustar meu corpo de forma mais consciente.

No começo, eu nem entendia por que estava perdendo. Era tudo confuso, como se os golpes simplesmente acontecessem. Mas, aos poucos, comecei a identificar de onde vinham as finalizações. Percebi quais movimentações levavam ao resultado final e passei a enxergar padrões. Foi nesse momento que encontrei um novo prazer: o de entender o jogo. Mesmo derrotado, mesmo sem um resultado favorável, eu saía das aulas satisfeito por ter percebido algo que antes passava despercebido.

Aos poucos, de enxergar pequenos detalhes, comecei a encaixar pequenos movimentos. Cada ajuste e evolução fazia diferença. Com o tempo, fui me adaptando à luta, aprendendo a construir um jogo mais sólido e a me posicionar melhor. Foi assim que encontrei significado no processo, muito mais do que na vitória em si.

Entender que o aprendizado é parte do processo é a chave. O resultado todos nós queremos. Mas o resultado é fruto de um projeto bem construído, de um progresso constante.

A tentativa de acelerar o caminho em busca de um resultado perfeito é inútil, porque as coisas não funcionam assim. A não ser que você tenha nascido um gênio, o processo é inevitável. É aquela velha máxima: "Você não precisa ser bom para começar a fazer algo, mas, para ser bom em algo, precisa ter sido ruim um dia".

A evolução vem do processo, e o processo é saber aproveitar cada detalhe, cada pequeno momento, e encontrar satisfação no que está fora da vitória. No jiu-jitsu, assim como na vida, aprender a desfrutar do caminho é o que realmente nos transforma.

Estamos acostumados a fazer as coisas apenas visando um objetivo. Somos ratos correndo em uma roda em uma corrida constante que nunca chegará a lugar algum.

Quantas pessoas você conhece que finalmente alcançaram uma promoção pela qual lutaram por anos, compraram o carro dos sonhos ou até mesmo a tão desejada casa própria, mas ainda assim nunca parecem felizes?

No sistema capitalista, sempre haverá algo novo para você comprar ou desejar. E, por mais que você alcance seus objetivos, nunca parecerá suficiente. É como correr eternamente em uma roda, sempre atrás da próxima aquisição, do próximo "grande passo".

Se vivemos em uma busca desenfreada por um objetivo final que nunca realmente conquistaremos — e, sempre que conquistamos algo, já passamos a desejar o próximo item ou meta —, quando finalmente estaremos felizes? Em que momento conseguiremos realmente aproveitar a vida?

A reflexão que fica é: será que a felicidade está mesmo no destino ou estamos olhando para o lugar errado enquanto corremos sem parar?

Ao me encontrar dentro do meu processo na arte marcial, comecei a refletir sobre quantos outros processos na minha vida eu estava negligenciando. Quantas vezes levei compromissos familiares com descaso, não cuidei da minha alimentação ou tratei relações amorosas de forma desleixada? E quantas vezes no trabalho, em busca de ganhar meu dinheiro no fim do mês, deixei de apreciar os aspectos que me fizeram escolher essa profissão em primeiro lugar?

Percebi que estava tão focado na corrida incessante para alcançar um objetivo final — que parecia nunca chegar — que deixava de aproveitar o presente.

Quantos momentos com amigos ou colegas de trabalho simplesmente passaram despercebidos? Quantas vezes deixei o processo de lado, obcecado por um destino que, no fundo, nem sabia se existia?

Quando paramos para olhar ao redor, começamos a enxergar esses pequenos ajustes, momentos e vitórias que estavam sempre ali, mas que não valorizávamos. Pequenos prazeres que tornam a vida significativa. E, ao aprender a desfrutar desses detalhes, percebemos o quanto é poderoso dar valor ao que temos agora, ao que estamos vivendo, sem estar tão preocupados com o amanhã.

Alguns chamam isso de mindfulness. Eu prefiro chamar de apreciar o processo. Outros podem usar diferentes nomes, mas o essencial é ter a percepção de que precisamos aproveitar o agora.

Nossa mente tem uma maneira curiosa de nos sabotar, sempre nos empurrando para reavaliar qual será o objetivo final da vida, o momento em que estaremos finalmente satisfeitos. E muitas pessoas, ao chegarem à melhor idade, caem em depressão por perceberem que passaram décadas correndo atrás de algo que nunca chegou. Elas reparam, tarde demais, que nunca aproveitaram as coisas importantes que estavam no caminho, distraídas por essa corrida constante e desenfreada.

Quanto da sua medida de sucesso não foi moldada por um desejo ambicioso que jamais será plenamente alcançado? Ou, se for, a caminhada será tão longa que perderá o sentido se você não aprender a aproveitar algo ao longo dela? A motivação precisa vir do que você está fazendo agora, e o prazer precisa estar presente.

No jiu-jitsu, entendi que muitas pessoas desistiram porque não conseguiam avaliar sua própria evolução. Elas olhavam apenas para o objetivo final: vencer.

Se apanhavam no treino, desanimavam, porque acreditavam que o único motivo para estarem ali era ganhar a luta, e não melhorar nela, se aprimorar em determinada posição e construir um processo de evolução.

Quantas pessoas encaram a vida apenas como um lugar em que precisam ganhar dinheiro e prosperar no mundo corporativo? Quantas esquecem os amigos, a família, os amores e as conquistas que já estão presentes em suas vidas e que também precisam ser nutridos, cuidados e valorizados? Quando damos atenção a essas coisas e as fortalecemos, elas nos motivam a continuar lutando, a persistir, mesmo nos momentos mais difíceis.

Entender o seu processo é compreender que o sucesso está no caminho. A casa do vizinho pode ser melhor que a sua, mas não invalida que o espaço em que você vive te abriga e traz segurança para sua família. Talvez você nunca saia do país, mas isso não impede que viva viagens incríveis com sua família. Possivelmente nunca terá uma Lamborghini, mas isso não significa que seu Celta não proporcionará conforto para seus filhos sempre que os levar para a escola.

Não deixe que o sucesso do outro dite que sua vida é um fracasso.

Elabore seu plano

Não são os grandes planos que dão certo; são os pequenos detalhes.

— Stephen Kanitz

Este livro tem uma missão: despertar o olhar para a vida adulta com propósito; encarar a vida com mais intenção e menos ansiedade.

Somos arremessados na vida adulta sem muito encaminhamento — não só por parte dos nossos pais, escola, sociedade — e precisamos encontrar nosso caminho antes que a vida nos atropele. Muitos de nós vamos ser atropelados enquanto estamos encontrando o caminho. E, por mais que nossa rede de apoio seja um fator importante, cabe única e exclusivamente a nós escolher e trilhar nosso caminho.

No livro *Pai Rico, Pai Pobre*, Robert Kiyosaki cunhou um termo muito usado no campo do desenvolvimento pessoal: a corrida dos ratos. A expressão designa o ciclo que muitas pessoas acabam vivendo na vida adulta sem perceber.

É uma metáfora usada para descrever a busca constante por algo — dinheiro, status ou sucesso — em um padrão repetitivo e desgastante, que leva as pessoas a uma corrida que parece não ter fim, como ratos correndo em uma roda.

Trabalhamos constantemente para ganhar dinheiro e gastar em coisas sem nunca estarmos satisfeitos. Mesmo conquistando bens materiais, nunca estamos felizes e sempre precisamos do próximo item para a felicidade. Ficamos nos comparando uns com os outros e vivendo uma sensação de insatisfação contínua em que não importa o quanto a gente trabalhe, compre, gaste, vá ao restaurante, compre o iPhone do ano, vista a roupa da moda... nunca estamos felizes. Falta liberdade. Falta tempo.

Somos arremessados de um lado para o outro, seguindo a promessa de que aquele caminho é sinônimo da felicidade que tanto nos prometeram. Muitas pessoas viverão a vida sem pensar no que estão fazendo com ela. Apenas seguimos o plano que foi traçado por alguém antes mesmo de termos nascido.

Uma manhã acordei mais desmotivado que o normal. Lembro de não haver nada de diferente naquele dia. Não estava quente demais — malditos os dias quentes que me faziam chegar suado no trabalho — ou úmido demais — os piores, tendo que encarar o dia com os tênis molhados.

Mas aquele dia não tinha nada demais. Era apenas um dia, mas a infelicidade não. Ela estava acima da média. Tentei amenizar a tristeza com a mais animada das minhas playlists, mas nenhuma música surtia efeito. Estava miserável.

A crise veio ao desembarcar na estação Paulista, em São Paulo. Precisava atravessar o túnel que ligava até a estação Consolação. Atípica também estava a velocidade dos outros passageiros para atravessarem o trajeto.

A multidão parecia rastejar naquele percurso apertado. Foi ali que a crise me abateu de vez: "Deus, esse é meu inferno pessoal", realizei. Se eu morrer e for levado para o inferno, aquela será a tortura designada para mim pelo capeta. O lento arrastar de uma ponta a outra daquele túnel miserável rumo a um trabalho do qual eu estava desconectado e para ganhar dinheiro e viver um estilo de vida em que eu não encontrava propósito algum.

Eu recebia bem, tinha um cargo de liderança e meus amigos e pais me achavam uma pessoa de relativo sucesso, mas eu não podia me sentir mais fracassado na vida. Foi ali que percebi que não estava vivendo para mim, vivia para um "propósito" coletivo, o qual ninguém me obrigou, mas me prestei a viver para agradar pais, amigos e pessoas com quem convivia.

Naquele túnel, prometi a mim mesmo que mudaria de vida. E mudei. Larguei o trabalho, investi em um projeto pessoal de trabalho e estilo de vida. Encontrei uma nova carreira em uma área que me dava mais flexibilidade de fazer meu trabalho com mais propósito e menos engessado em uma estrutura corporativa em que não acreditava mais.

Abri mão de ganhar dinheiro em determinado momento para poder viver uma jornada mais flexível em que podia investir em qualidade de vida, tendo tempo para praticar exercícios, sair com amigos, ver filmes e ler livros, o que me fazia muito bem emocionalmente e era revertido em repertório para o meu trabalho.

Tive momentos difíceis e de insegurança no meio disso tudo. E, apesar de não achar que sou um exemplo pessoal a ser seguido, consegui carregar o meu propósito do dia a dia. Mesmo ainda executando tarefas que nem sempre são agradáveis de fazer — impostos, são sempre os impostos —, encontrei um jeito de viver uma vida mais feliz, longe do túnel.

Colocar os nossos planos no papel é muito importante para sabermos onde queremos chegar. Pensamos muito sobre nosso futuro, mas precisamos estabelecer metas para escolher qual caminho trilhar.

Um conselho: saia do pensamento passivo de "preciso trabalhar para conseguir dinheiro". Esse tipo de pensamento não diz nada e não leva a lugar algum. É necessária uma abordagem menos positivista, de que os planos de nossa vida darão certo, e mais analítica, de quais passos precisamos dar.

Vamos tentar dividir a criação de um plano para a sua vida em alguns tópicos principais.

TENHA UM PLANO PROFISSIONAL

Você passa mais horas com colegas de trabalho do que com seus amigos de verdade. Seu trabalho pode ser um lugar de miséria espiritual, de realização pessoal ou onde conseguirá o dinheiro para pagar por seus sonhos.

Dentro do seu plano profissional, você precisará entender:

* Qual é a área profissional em que deseja trabalhar? Como anda essa área? Quais desafios profissionais têm sido encontrados? Está em recessão ou

crescimento? Leia, informe-se e pesquise muito sobre seu mercado de trabalho para entender em qual área vai investir.

* Dentro da área em que deseja trabalhar, quais capacitações e experiências são necessárias para crescer dentro dela?
* Qual é sua ambição profissional? É apenas dinheiro ou a realização de um objetivo específico? Às vezes, você vai exercer o emprego de que gosta, mas não vai ganhar dinheiro. Outras, vai ganhar dinheiro, mas não terá grandes sentimentos pelo que faz. Consegue conciliar os dois?
* Até onde quer chegar e quais os caminhos para ascender profissionalmente? Almeja ser diretor ou apenas construir uma carreira sólida?
* Quais eventos da sua área que fazem sentido frequentar para conhecer mais pessoas e aprender mais sobre o que está rolando dentro do mercado? Marque na sua agenda e os torne parte de seu crescimento profissional.
* Quais redes de contato se provam necessárias para crescer dentro do seu ramo e como fortalecê-las? Crie o hábito de mandar mensagem ou tomar uma cerveja ou café com clientes e colegas. Expanda sua rede de contatos.
* Como tornar a rotina de trabalho menos agressiva na sua vida pessoal? Consegue uma jornada mais flexível? Consegue trabalhar mais perto de casa? Como manter planos pessoais e profissionais ao mesmo tempo?

TENHA UM PLANO FINANCEIRO

Sem este plano, os outros praticamente não se sustentam. Cuidar do seu dinheiro é cuidar da sua segurança e das pessoas que ama. Sem dinheiro, será jogado de um lugar para o outro em atitudes desesperadas para pagar as contas e dificilmente terá paz.

Não estamos falando aqui de ir do mil ao milhão trabalhando quatorze horas por dia, mas suficiente de encontrar um estilo de vida que seja sustentável com sua realidade financeira.

Dentro do seu plano financeiro, fique atento:

* Domine sua gestão financeira. Onde está gastando mais ou menos dinheiro? Quais serviços paga com recorrência? Quais áreas da sua vida exigem mais ou menos investimento? Tem como controlar cada uma dessas contas?
* Estabeleça um orçamento mensal. Quanto ganha por mês e quanto gasta por mês?
* Crie uma reserva de emergência. A vida vai acontecer entre seus planos e, uma hora ou outra, precisará de um dinheiro que não estava planejando gastar. Anteveja problemas e faça sua reserva financeira.
* O mais importante: o que te faz feliz? Seu sonho é ter um computador gamer de última geração? Ou comprar maquiagens novas todo ano? Ótimo, quanto do seu orçamento precisará separar todo mês para realizar este sonho?

CONSTRUA UM PLANO PESSOAL

Apenas com os outros dois, será uma máquina de trabalhar e pagar contas. Aqui, queremos definir o que te faz feliz de verdade quando não está recebendo ordens e cuidando dos boletos.

Dentro do seu plano pessoal, você vai precisar responder:

* O que te deixa orgulhoso de si mesmo? Qual a atividade que faz você ficar feliz em executar? Quanto tempo tem para se dedicar a ela no dia a dia? Reserve um espaço em sua rotina para algo que simplesmente te faz feliz.
* Quais são as necessidades da sua família? Quanto tempo tem para investir em hábitos com eles que construirão memória e melhores relações?
* Como está o seu relacionamento? Tem dedicado tempo suficiente a ele? Crie uma rotina de saídas para passear — pode ser no parque, shopping

ou restaurante. Torne prioridade ter um momento para ficarem íntimos e se curtirem, assim como conversas para alinhar os planos.

* Crie o hábito de cuidar de sua saúde. Tente manter uma alimentação saudável, uma prática de exercício físico e idas regulares ao médico. Tem algum quadro de saúde que precisa de uma atenção mais constante? Como anda ele?

Dentro da filosofia, existe um conceito chamado diálogo socrático. Esse era o método o qual Sócrates, um dos maiores filósofos da Grécia Antiga, usava para fazer uma investigação filosófica sobre qualquer tema através de perguntas e respostas.

O objetivo era estimular o pensamento crítico, desafiando pressupostos e levando as pessoas a refletirem profundamente aquilo que estavam afirmando. A metodologia era bem simples:

* Identificar um tema: O diálogo começa com uma pergunta central.
* Exame de premissas: Sócrates explora as crenças apresentadas pelo interlocutor.
* Questionamento crítico: por meio de perguntas, são levantadas as contradições dentro daquele pensamento.
* Reconstrução: O interlocutor cria uma nova compreensão das suas ideias através daquelas provocações.

Esse tipo de abordagem bastante pragmática é usado na terapia cognitiva comportamental e faz maravilhas na construção dos nossos planos. Um exemplo:

* Tema: Quero comprar um carro zero do ano.

* Premissas: Quero chegar com mais conforto no meu trabalho e ter um veículo para me locomover nos finais de semana. Além disso, um carro novo fará com que meus colegas e vizinhos acreditem que sou bem-sucedido.
* Questionamento crítico: O seu carro precisa ser zero? Um carro seminovo é mais barato e não cumpre o mesmo propósito? Precisa ser um carro ou uma moto? Tem o dinheiro para pagar o carro agora ou vai comprometer sua vida financeira com uma dívida que não pode pagar no momento e ficará pendurado por anos nela? Não seria mais cauteloso economizar para dar uma boa entrada e aliviar o financiamento? Quanto à impressão dos seus amigos, ter um carro novo impacta no seu sucesso pessoal ou profissional? Não continuará na mesma casa, mesmo trabalho e com os mesmos problemas, agora com um adicional de uma dívida de carro para pagar?
* Reconstrução: Vou esperar mais alguns meses, juntar dinheiro para dar um valor de entrada melhor e comprarei um carro seminovo mais acessível para não criar danos à minha saúde financeira.

Toda compra é emocional. Toda decisão profissional e pessoal também passa pelo mesmo problema. Temos que aprender a avaliar nossos planos criticamente também. Não é só porque um plano é seu que ele é bom. Muitas das nossas ideias podem ser burras — ou, sendo mais gentil, incautas.

Tente sempre colocar em questão qual é o propósito daquilo que está fazendo e quais as consequências. Se a resposta for: “Não faço a menor ideia do porquê faço isso, muito menos do que vai acontecer”, tente reavaliar.

A vida adulta já é difícil mesmo sendo organizado; viver ela sem nenhum plano ou propósito é mais difícil ainda.

Ingenuidade não é qualidade em adultos

O ingênuo acredita no que vê; o sábio questiona o que não entende.

— Provérbio chinês

É aquela velha máxima: "Todo dia saem de casa um malandro e um otário". Quando se encontram, sai negócio. Não recomendo a ninguém tirar proveito do outro, mas é de extrema importância o esforço diário para que nós não sejamos o otário da história.

Você tem a responsabilidade de cuidar de si mesmo. Seu pai e sua mãe não estarão sempre por perto.

O ser humano, no geral, é naturalmente atraído por promessas de pouco esforço e grande retorno, por ideias de baixo investimento e resultados rápidos. Nós queremos levar vantagem e buscamos atalhos — é algo intrínseco à nossa natureza. Alguns podem dizer que isso é mais comum entre os brasileiros, mas a verdade é que esse comportamento existe no mundo inteiro. Podemos comprovar isso observando décadas e décadas de exemplos, em que ilusões de ganho fácil atraíram pessoas de todos os lugares.

Basta olhar os famosos esquemas de pirâmide, que se tornaram populares na década de 1990. Eles prometiam altos retornos financeiros com um investimento inicial mínimo, desde que você trouxesse mais pessoas para o sistema. Quanto mais pessoas você recrutasse, mais dinheiro supostamente ganharia. Mas o problema desses esquemas era simples: eles dependiam de uma base crescente de novos participantes. Assim que o número de pessoas dispostas a entrar diminuía, quem estava no topo lucrava, enquanto quem estava na base sofria prejuízos.

Hoje os golpes evoluíram, mas a essência permanece a mesma. Temos o famoso golpe do "urubu do pix", que promete um retorno milagroso com um pequeno investimento via pix — um retorno maior até do que o que a bolsa de valores poderia proporcionar em curto prazo.

Obviamente, é um golpe. O mesmo ocorre em aplicativos de venda, fraudes em negociações e outros esquemas. E quem é mais velho talvez se lembre de histórias de pessoas que vendiam pedaços de terra do Pão de Açúcar — um dos muitos exemplos de aproveitadores que manipulam o emocional das pessoas para enganá-las.

Golpistas e manipuladores sabem exatamente como apelar ao nosso emocional. Eles criam uma narrativa de "oportunidade única", algo que poucos conhecem, que a "grande mídia não quer que você saiba" ou que está disponível apenas por um curto prazo. Eles apelam para a urgência, criando pressão para decisões impulsivas.

É como aquele vendedor de carros que diz que o preço atual é válido apenas até o fim do dia, ou o vendedor de tênis que afirma que o modelo desejado é o último na loja.

Essas estratégias não estão presentes apenas em golpes; elas permeiam nosso dia a dia. Empresas e profissionais estudam como usar nosso lado emocional para nos fazer gastar mais, permanecer mais tempo em aplicativos ou adquirir produtos de que não precisamos. Essa manipulação sutil nos leva a tomar decisões impensadas, com consequências que podem prejudicar nosso bem-estar financeiro e emocional.

Nosso dever como adultos responsáveis é treinar nosso emocional para resistir a esses gatilhos e armadilhas. Se sabemos que existem pessoas e empresas que dedicam tempo e esforço para nos levar a agir de maneira impulsiva, precisamos nos preparar e desenvolver a capacidade de pensar de maneira crítica antes de tomar decisões.

Ser adulto é ser responsável por sua vida. Significa avaliar cuidadosamente cada oferta, oportunidade e promessa.

Não use a ingenuidade como escudo para quando algo errado acontecer. Essa é só uma maneira de se isentar e não assumir a responsabilidade das armadilhas em que caímos. Se o mundo é repleto de pessoas ruins que nos querem passar para trás, temos que estar preparados para lidar com isso da maneira mais sóbria possível. Deu ruim? Aprenda uma lição. Resiliência. Siga em frente.

Evitar a ingenuidade e o impulso é essencial para não cair em golpes ou fazer aquisições que, na prática, não são tão vantajosas quanto pareciam. Afinal, sua vida — e suas escolhas — são sua responsabilidade.

Permita-se gastar seu tempo com algo que não te dê dinheiro

Trabalhamos em empregos de que não gostamos para comprar um monte de coisa de que não precisamos.

— Tyler Durden em *O clube da luta*

É muito fácil resumir a vida adulta a trabalhar e pagar contas. Essa ideia vem desde que nascemos. Pergunte a uma criança o que ela quer ser quando crescer, e a proposta provavelmente virá na forma de uma profissão: médico, dentista, veterinário... Pergunte a um adolescente o que ele quer fazer após a faculdade e a resposta será a mesma, só que agora na versão vestibulando.

O dinheiro parece limitar nossas relações, prazeres e sonhos. Não somos educados a procurar felicidade em nós mesmos, mas a procurar no que é externo.

Estamos na busca constante de atender uma demanda vinda do outro: o que nossos pais esperam de nós, o que nosso chefe espera do nosso trabalho, o que nossos amigos e vizinhos esperam da nossa casa, carro, estilo de vida... Estão constantemente desempenhando um papel que acreditamos que o mundo ao nosso redor nos espera desempenhar e pensamos muito pouco em algo muito simples: o que nos faz feliz?

Ao envelhecer, comecei a notar algo em mim — e nos meus amigos — que chamou minha atenção. Quanto mais anos passavam, mais perdíamos a coragem de testar coisas novas.

Aos 15 anos, eu já tinha tentado um pouco de tudo. Fui a aulas de pintura na igreja, fiz curso de teatro, pratiquei judô, joguei muito futebol com os amigos da rua, aprendi a montar computadores na lan house do pai de uma amiga, entre muitas outras coisas. Tudo isso com a companhia de amigos que também testavam a vida. A vida parecia uma folha em branco, mas, aparentemente, quanto mais tempo a gente preenche a vida, menos permitimos imprimir nos próximos espaços. Exemplifico.

Aos 35 anos, resolvi me matricular em aulas de jiu-jitsu. Estava gravando um podcast com um renomado médico que também praticava a modalidade. No meio de nossa conversa, ele começou a listar os benefícios de praticar a arte marcial. Uma atividade aeróbica, que demandava muito raciocínio, tinha pouco risco de impacto e ainda trazia muitos benefícios para controle de ansiedade e saúde mental. Me matriculei no dia seguinte.

Confesso que, na primeira vez vestindo o quimono e indo treinar, me senti ridículo e inseguro. Meus pensamentos transitavam entre o "estou velho demais para isso" e o "e se eu for horrível e apanhar de todo mundo?". Porém, com o passar do tempo, a prática foi se tornando cada vez mais um hábito em minha vida e todas as inseguranças se tornaram a certeza de que aquela modalidade tinha sido feita para mim.

Hoje, a programação de um dia é feita procurando um espaço para que eu possa treinar em algum momento. Nem que seja no fim da noite. Treinar se tornou uma prioridade. Também se tornou pauta em mesas de conversas.

Uma noite, entre rodadas de cervejas e petiscos, um amigo comentou: "Não sei por que você gasta tanto tempo com jiu-jitsu", e minha resposta foi mais simples do que esperava: "É porque eu gosto". Quantas vezes você se permitiu dedicar-se a algo que não fosse relacionado ao trabalho ou a uma tarefa doméstica?

Segundo um estudo feito em dezesseis países, uma atividade no tempo livre aumenta a sensação de bem-estar e pertencimento, quando é uma prática coletiva, ajuda no combate à solidão e ajuda a manter a qualidade de nossa saúde mental, reduzindo o estresse e suas consequências para a nossa saúde[47].

A ideia aqui é encontrar algo que seja um desafio cognitivo que vá além da passividade de ficar em casa consumindo conteúdo de telas. Um hobby — seja ele algo físico, artístico, religioso ou social — te ajudará.

A começar que uma atividade que praticamos por prazer próprio é um excelente desafio cognitivo para nossa mente.

No dia a dia, nosso trabalho é repleto de tarefas repetitivas que executamos à exaustão e, na maioria das vezes, sem grande entusiasmo. Ficamos travados, sem conseguir nos expressar, criar ou ir além do que foi previamente definido para aquela jornada de trabalho. Esse ciclo pode ser desgastante, tanto mental quanto emocionalmente.

Quando nos dedicamos a algo diferente do trabalho, encontramos uma válvula de escape mental, algo que estimula a neuroplasticidade do cérebro e mantém nossa mente ativa de forma saudável. Essas atividades ocupam nosso tempo com algo que não gera ansiedade, mas prazer e satisfação. Ter uma prática pessoal, um hobby ou uma atividade criativa proporciona pequenas conquistas que, embora possam ser reconhecidas por outras pessoas, não precisam ser. Esse reconhecimento é secundário, porque o verdadeiro propósito da atividade é o crescimento pessoal.

Imagine alguém que começa uma aula de pintura. Seu primeiro quadro provavelmente será uma droga. Estará longe de ser uma *Mona Lisa* ou algo digno de estar nas paredes de grandes museus. Mas nada disso importa. O valor da experiência não está na qualidade da obra, mas nos desafios pessoais que ela representa. A realização de pegar um pincel, misturar tintas, aplicá-las em uma tela e concluir a pintura é profundamente transformadora.

A importância está no processo — nos erros, nas descobertas, nas superações — e não no resultado final. É esse processo que revitaliza nossa mente e nos permite encontrar satisfação em algo além das obrigações diárias.

Esse aprendizado contínuo é essencial para a nossa saúde mental. Diversos especialistas consideram a prática de atividades intelectuais, leitura ou hobbies que desafiem a monotonia do dia a dia como excelentes paliativos para prevenir males como o Alzheimer. Dedicar-se a hobbies não apenas fortalece o desenvolvimento cerebral, mas também faz maravilhas para a saúde mental.

A verdade é que, muitas vezes, nosso trabalho pode ser uma droga. E está tudo bem, porque ele paga as contas. Se o trabalho oferece um ambiente minimamente saudável e coloca dinheiro no bolso, ele cumpre seu propósito básico. Nem todo mundo vai trabalhar com o que ama. Nem todo mundo vai amar o que faz. E isso não deveria ser um problema. No seu sentido mais simples, o trabalho existe para garantir nossa sobrevivência.

Já os hobbies, essas atividades não remuneradas, são o que "paga nossa alma". Eles nos dão um propósito além das obrigações e nos ajudam a redescobrir a alegria. Se você tem um tempo livre, por que desperdiçá-lo com tarefas passivas, como ficar parado na frente da TV assistindo a séries ou rolando o feed do TikTok sem objetivo? Em vez disso, dedicar-se a uma nova atividade — como dança, pintura ou esportes — pode ser uma maneira poderosa de se expressar, reduzir a ansiedade, aumentar a autoestima e proporcionar um senso de realização muito maior do que aquele que você encontra no trabalho.

Esse senso de realização é fundamental. Visite um campeonato de qualquer modalidade esportiva amadora e verá uma mistura incrível de pessoas: contadores, advogados, administradores, jornalistas — profissionais de todas as áreas que encontraram, fora da mesa do escritório, um espaço onde podem se expressar, fazer amizades e, principalmente, sentir-se realizados. Esse senso de propósito e conexão é essencial para a nossa saúde mental.

Além disso, atividades não remuneradas são uma excelente maneira de manter relações sociais. À medida que envelhecemos, nos tornamos mais isolados, com mais dificuldade em fazer amigos, nos relacionar e conhecer novas pessoas. Essas atividades criam oportunidades para construir e fortalecer vínculos, garantindo que não apenas nosso corpo e mente estejam saudáveis, mas também nosso coração. Afinal, não somos feitos apenas para trabalhar e pagar contas — somos feitos para viver, criar e nos conectar.

Um hobby também é uma excelente forma de manter o corpo ativo. Pergunte a uma pessoa que corre qual é o destino final. Lugar nenhum. Ela corre por correr. Corra para melhorar a sua velocidade, para superar a si mesma, para completar uma prova de rua que, veja só, dificilmente a colocará entre os primeiros. Mas o verdadeiro prêmio está no desafio pessoal: saber que um dia você corria 10 quilômetros em uma hora e, depois de dedicação e esforço, consegue completar o mesmo percurso em 50 minutos.

Essa é uma conquista pessoal poderosa, uma vitória sobre a ansiedade que nos prende — e ao mesmo tempo nos deixa a mil por hora — na cadeira do escritório, fritando com ideias, preocupações e anseios. Além disso, é uma forma eficaz de manter o corpo saudável e se preparar para um envelhecimento ativo e equilibrado.

Um hobby não precisa necessariamente "encaixar" em todas as caixinhas. Você pode (e deve) ter mais de um, explorando diferentes áreas de interesse. Um hobby pode ser uma forma de expressão artística — tocar violão, pintar uma tela, desenhar, tricotar ou até trabalhar com marcenaria. Pode envolver atividades físicas como lutas, musculação, corrida, escalada ou qualquer coisa que movimente o corpo. E pode ser uma atividade que promova bem-estar social, um aspecto frequentemente esquecido em meio à obsessão por ganhos financeiros.

Aqui entra uma pergunta importante: o que fazemos em prol da comunidade em que vivemos? Existem inúmeras maneiras de contribuir: você pode participar de ONGs que arrecadam fundos para pessoas em necessidade, ajudar na manutenção de praças e espaços públicos ou se voluntariar para auxiliar crianças e adolescentes no desenvolvimento de habilidades específicas.

Por exemplo, se você é programador e conhece as dificuldades de aprender a programar, por que não se voluntariar para ajudar jovens iniciantes na área? Esse tipo de atividade não apenas beneficia os outros, mas também nutre um senso de propósito e pertencimento que muitas vezes falta na rotina moderna.

No final, o hobby é mais do que apenas uma distração. Ele é uma ferramenta para crescimento pessoal, um meio de superar desafios, cultivar relações, expressar criatividade e fazer a diferença na sua comunidade. É um ato de equilíbrio entre cuidar de si mesmo e contribuir com algo maior.

É uma excelente maneira de sair de casa, se relacionar com outras pessoas e transmitir um bem-estar social que pode ajudar o outro a não enfrentar as mesmas dificuldades que você enfrentou. O ponto principal aqui é entender que uma atividade que não gera dinheiro pode, muitas vezes, ser muito mais cheia de propósito do que algo que você faz exclusivamente para obter lucro.

Quando buscamos lucro, estamos atrás de um produto, e não do processo. A pergunta central deixa de ser "como isso me faz sentir?" e passa a ser "o que vai vender mais?". Nesse cenário, a medida de sucesso se baseia exclusivamente no retorno financeiro. Não importa se foi divertido, cansativo, emocionante ou até frustrante. Quando algo é remunerado, seu sucesso é definido por quanto dinheiro aquilo trouxe.

Por outro lado, quando fazemos algo sem nos preocupar com lucro, o foco muda completamente. Não estamos atrás de números, mas de prazer. O que realmente importa é: "Isso me traz alegria? Isso me beneficia de alguma forma? Eu gosto de fazer isso?". Essas perguntas tocam uma dimensão muito mais profunda, algo que não se mede em dinheiro: a satisfação da alma.

Atividades que nos permitem escapar da lógica do lucro nos conectam com um tipo de realização diferente, difícil de quantificar, mas extremamente necessária. Elas preenchem um vazio que o dinheiro jamais conseguirá preencher, porque o propósito não está no resultado, e sim no próprio processo.

Cobra-se muito que nossos amores sejam produtivos. Quantas vezes você não ouviu a frase “trabalhe com o que você ama”?

É possível que você apenas suporte seu trabalho, mas ele permite que você viva uma vida cheia de propósito ao lado dos seus filhos, amigos e amores. Precisamos sim de dinheiro para viver e o trabalho é a maneira de consegui-lo, mas nunca podemos deixar que o trabalho se torne o único motivo para vivermos.

Você pode ser bom, mas não pode ser otário

As pessoas não são boas ou más; elas são apenas pessoas.

— Oscar Wilde

Seja gente boa. Gente boa o suficiente para que te chamem para tomar uma cerveja, mas nunca gente boa demais, a ponto de te fazerem pagar a conta.

Se já caminhou alguns anos sozinho pela vida adulta, deve ter reparado que nem sempre as pessoas ruins enfrentam consequências à altura de seus atos. Muito pelo contrário: muitas vezes, quanto piores as atitudes de algumas pessoas, mais ilesas parecem passar pelas consequências de certos atos.

Frente a tal injustiça, é fácil pensar que pessoas boas se dão mal simplesmente porque pessoas ruins se dão bem, quando uma coisa não tem necessariamente a ver com a outra. Vamos começar fazendo uma lista muito clara do que é uma pessoa boa e do que vamos chamar de otário.

Uma pessoa boa é aquela que segue a ética e a moral. É uma pessoa que se importa e não deseja o mal para os outros. Mesmo que ela pudesse se dar bem levando vantagem sobre outra pessoa, ela escolhe não fazer isso, porque sabe que seria errado. Porque a tristeza e a infelicidade do outro não justificam a vantagem obtida. Ser bom é um modo de agir.

Já um otário pode ter o mesmo padrão ético da pessoa boa, a diferença está na hora de lidar com uma situação. O otário é incapaz de estabelecer limites. Seja por medo, vergonha, falta de atitude ou até mesmo ingenuidade demais para perceber as intenções maldosas dos outros, ele não consegue se impor. Ele não é apenas uma pessoa boa; ele é uma vítima.

Ser bom é um modo de agir no mundo em que vivemos. Ser otário é não ter a capacidade de reagir ao mundo ao seu redor. Ser bom é uma questão moral, ser otário é agir contra a própria sobrevivência.

O fato é que agir corretamente não significa que todos ao seu redor farão o mesmo. O mundo não funciona assim. Podemos até entrar em um debate filosófico sobre o que é o certo e o que é o errado. Esses princípios estão ligados a leis, regras, moral, ética e até mesmo religião. A complexidade da relação desses temas é tão grande que filósofos têm debatido sobre o tema desde sempre.

Por mais que tenham seus princípios, certo e errado estão sujeitos ao padrão de ética, moral, educação e cultura de cada indivíduo. Uma pessoa boa agir de maneira correta não significa que todas as pessoas ao seu redor agirão igual. É de uma ingenuidade imensa esperar que o mundo seja bom só porque você é.

Vamos supor que deixe a porta de sua casa aberta. O ideal seria que ninguém entrasse. Uma pessoa boa, justa e correta, ao passar em frente a uma casa com a porta aberta, não entraria, porque sabe que não foi convidada e não tem permissão para acessar aquele espaço.

Porém, isso não impede que pessoas ruins entrem na sua casa. Não significa que uma pessoa mal-intencionada não verá aquilo como uma oportunidade.

Pessoas ruins não respeitam os mesmos padrões de ética e moral que você segue. Portanto, você não entrar na casa de outra pessoa não impedirá que outros façam isso. O que isso significa? Significa que é prudente, seguro e maduro da sua parte fechar e trancar a porta ao sair de casa.

Agora pense nesse exemplo em outros ambientes da sua vida, como no trabalho.

No ambiente de trabalho, o justo seria que, sempre que houvesse um problema, a pessoa responsável assumisse a responsabilidade por seus atos, informasse a gerência ou os superiores para que tudo fosse resolvido da forma mais correta possível, sem prejudicar outras pessoas. Mas isso não é o que acontece na prática. Caso você ainda não saiba, fica aqui um pequeno spoiler da vida real: quando surge um problema no trabalho, é "barata voa". As pessoas jogam a responsabilidade umas nas outras.

O que uma pessoa ruim faz? Ela se livra da responsabilidade e culpa outro setor: "Isso não é culpa minha, é culpa do financeiro". Ou então: "Foi má administração do RH" ou "Isso é culpa da logística". Esse tipo de comportamento é típico de uma pessoa mal-intencionada.

O que um otário faz nessa situação? Ele aceita as acusações, mesmo sabendo que não fez nada de errado. Ele não se impõe diante das injustiças e acaba se sentindo frustrado e triste porque quem cometeu o erro sai impune.

Agora, o que uma pessoa boa e minimamente preparada faria?

Uma pessoa boa, que entende como funciona o mundo real, teria registrado todas as trocas de e-mails, mensagens internas e externas, documentado todos os processos. Ela se prepara para, caso algo dê errado, poder provar, com base nos registros, que as decisões que levaram ao erro não foram suas, mas daquela pessoa que agora tenta culpar outros setores.

Veja bem: você não precisa agir de forma errada para se dar bem no mundo real, mas precisa estar preparado para lidar com pessoas ruins, porque elas vão se preparar para prejudicar pessoas boas. Pessoas mal-intencionadas se especializam em escapar de responsabilidades e terceirizar culpas.

Se os ruins estão se preparando para te prejudicar, por que você não deveria fazer o mínimo de esforço para se proteger?

Sua bondade, isoladamente, não é um atributo suficiente para evitar que o mundo te faça mal. Algumas pessoas carregam suas virtudes como se fossem um escudo, acreditando que isso as tornará imunes às adversidades. Quando algo ruim acontece, revoltam-se: "Eu sou tão justo, faço tudo certo, e mesmo assim coisas ruins acontecem comigo".

Essa mentalidade vitimista é limitada e, sinceramente, pequena.

É infantil acreditar que todas as pessoas ao seu redor jogarão de acordo com as mesmas regras que você. Saber disso não significa se tornar uma pessoa ruim; significa entender que, para prosperar no mundo real, você precisa estar preparado. Esteja atento, documente suas ações e proteja-se contra a maldade alheia. Ser bom é importante, mas ser bom e inteligente é essencial.

Chegará o dia de cuidar dos seus pais

Não existe isso de ser um pai perfeito. Apenas pais reais.

— Sue Atkins

Enquanto você está preocupado em "adultecer", seus pais estão envelhecendo. A gente almeja tanto sair da casa dos pais que, enquanto estamos nos preparando para botar o pé no mundo, não percebemos que eles estão com os sinais da idade chegando.

Lidar com o envelhecimento dos pais é uma experiência profundamente emocional e, muitas vezes, dolorosa. É o processo que nos força a encarar a inevitável inversão de papéis: aqueles que antes nos cuidavam agora precisam ser cuidados.

Essa transição pode ser desconfortável e repleta de sentimentos contraditórios, mas também traz consigo a oportunidade de fortalecer laços e retribuir o cuidado recebido ao longo da vida.

Vai chegar um momento na vida adulta em que você enxerga seus pais não mais como figuras de autoridade quase divina, mas como adultos imperfeitos — tão quebrados e confusos quanto você pode ser.

É um despertar difícil, mas necessário: nossos pais, em algum momento da vida, também foram pessoas perdidas, com dúvidas, medos e anseios. Tomaram decisões que, na época, acreditavam ser as melhores, acertaram em algumas e erraram em outras. No fim do dia, nossos pais são humanos e, como todo ser humano, eles envelhecem.

Conforme amadurecemos e tomamos controle da nossa vida, evoluímos, aprendemos e desenvolvemos nossos valores. Nesse ponto da vida, percebemos que nossos pais têm suas virtudes, mas também vícios e falhas.

Algumas lições que nos ensinaram podem estar longe de serem corretas, e começamos a reconhecer o humano que existe por trás daquela figura de autoridade. Reconhecer a humanidade em nossos pais é também reconhecer a fragilidade deles. E depois de nos encontrarmos no meio do caminho, de adulto para adulto, mudamos a relação de adulto para idoso, e aqueles que antes eram cuidadores começam a precisar de cuidado.

Enquanto se preocupava com trabalho, dinheiro e os amores da vida adulta, seus pais estavam lidando com suas próprias limitações: os joelhos já não aguentam tanto, as mãos perderam a firmeza, a visão começa a falhar e as escadas se tornam obstáculos...

Um dia, o mesmo pai que o carregou no colo escada acima depois de você dormir no carro precisará da sua ajuda para encarar degrau por degrau.

Aceitar a mudança é o primeiro passo. Exige maturidade reconhecer que nossos pais, outrora figuras de força e autoridade, agora enfrentam limitações físicas e emocionais. É natural sentir-se desconfortável diante dessa inversão, afinal, como aceitar que aqueles que sempre parecem invencíveis agora dependem de nós?

Lidar com a velhice dos pais é amedrontador. Ver a fragilidade de quem um dia foi nossa fortaleza nos mostra também que um dia envelheceremos como eles. Entender que essa é uma etapa inevitável da vida ajuda a aliviar o impacto emocional.

Outra etapa fundamental nesse processo é a comunicação. Nem todas as pessoas envelhecem igual. Alguns tiveram mais cuidados ao longo da vida e chegam à melhor idade ativos e potentes. Outros chegam com suas dores e dificuldades de locomoção.

É necessário entender as necessidades, medos e expectativas de nossos pais, ao mesmo tempo que respeitamos a capacidade de autonomia que ainda possuem. Esse é um ponto comum de conflito.

Imagine ter que explicar a uma pessoa que dirigiu a vida inteira pela cidade que agora talvez seja hora de ela parar de pegar o carro sozinha? A empatia é uma ferramenta indispensável. O envelhecimento é difícil para eles também. A perda de autonomia, a redução das capacidades físicas e até o medo do futuro são realidades que os pais enfrentam diariamente. Ser paciente e reconhecer essas lutas sem diminuir sua dignidade é um ato de amor e compreensão.

Outro grande desafio também é vestir a camisa de cuidador dos próprios pais. Para muitos filhos, pode ser um grande impacto entender que aquele privilégio de ser cuidado passou e agora a responsabilidade está nas suas costas.

Ainda quando morava com minha mãe, nos meus vinte e tantos anos, ela começou a se relacionar com um homem abusivo.

Há algo de clichê em um filho não gostar do namorado da mãe. Fico triste em pensar que eu sou apenas mais um para confirmar o estereótipo. Para completar, minha mãe nunca me ajudou na escolha de seus parceiros. Um pior que o outro. Mas nenhum dos seus primeiros namorados poderia me preparar para este.

Barulhento, malandro, falastrão. Nem o time combinava com o meu. Ele, Corinthians. Eu, Palmeiras. Sempre falando alto pelos cantos, tentando tirar vantagens em toda e qualquer situação e entoando para os quatro ventos como ele era melhor em tudo que fazia.

Confesso que nunca dei brecha para conhecê-lo melhor. Erro meu. Porém, ele nunca me mostrou atributos que atraíssem a minha amizade. Sempre preferi um cumprimento discreto e ficar no meu canto quieto. Bem longe dele.

Ao me mudar de casa, fiquei aliviado com a perspectiva de apenas ter que vê-lo de vez em quando. E, surpreendentemente, até comecei a me dar melhor com o sujeito quando visitava minha mãe. Trocávamos meia dúzia de palavras e ele parecia ser um sujeito melhor do que eu imaginava. Mal sabia eu.

Aos olhos daquele indivíduo, a casa que minha avó deu para minha mãe, que meu pai ajudou a construir e que um dia eu hei de herdar era dele. O sujeito mais liso e metido a malandro que conheci na vida. Eu não queria confusão. Queria ficar no meu canto e evitar qualquer contato com ele. Até aquela noite.

Passei quase uma semana dormindo cerca de quatro horas por dia, até uma madrugada em que virei trabalhando e tive que ir para um evento logo cedo. Exausto, cheguei em casa à tarde e capotei de sono. Acordei à noite, quase madrugada, para trabalhar novamente. Foi quando começou a discussão no andar de cima.

Não era a primeira vez que os dois discutiam. Fiz-me de surdo, até ouvir a palavra "socorro".

Eu não te conheço e talvez nunca vá te conhecer, mas te desejo uma coisa na vida: que nunca ouça sua mãe gritando por socorro.

Não há palavras para descrever o sentimento de impotência, desespero e medo que passaram pela minha cabeça. Pela primeira vez na vida, dentro da casa onde nasci e fui criado, tive medo. No lugar onde dei meus primeiros passos e falei minhas primeiras palavras. Naquele templo sagrado, onde vinha chorar os fins de namoricos ou comemorar minhas pequenas vitórias. Eu tive medo no lugar que deveria ser o meu porto seguro.

Em menos de um minuto, eu estava no segundo andar da casa. Arrombei a porta do quarto da minha mãe com um chute. Uma força que não me pertencia tomava conta de mim. Ele estava em cima dela. Minha mãe, com o rosto vermelho e chorando, pedia ajuda para mim.

Com uma educação que não pertencia àquela situação, pedi que ela descesse para a cozinha para conversarmos. Mandei que ele esperasse nossa conversa, senão chamaria a polícia.

Na cozinha, tentei servir um copo de água para minha mãe, mas ele não queria esperar. Já estava de novo tentando ir para cima dela, gritando qualquer coisa que não lembro. Juro, tentei ao máximo possível conversar, mas ele, embriagado como fui descobrir depois, queria com toda a fúria do mundo partir para cima dela. Foi quando segurei no peito dele e ele disse as palavras que antecedem toda briga que eu já vi na vida: "Não encosta a mão em mim".

Tentei levar minha mãe para meu quarto, mas ele continuou gritando e tentando ir para cima dela. Foi quando, na porta entre os cômodos, intervi: "Você não vai passar".

"E quem vai me impedir? Você, seu filho da puta? Então vem." E ele tentou me dar um soco. Se já me conhece, sabe de cara que eu sou a última pessoa de quem se espera uma briga. Prefiro lançar uma piada ou comentário sarcástico do que um soco na direção de alguém. Mas aquela noite não era de comédia. Estava mais para um filme de terror.

Não sei de onde peguei o monopé da minha câmera em mãos. Um bastão de alumínio com algumas proteções de borracha. Foi esse bastão que impediu o soco do namorado da minha mãe e abriu um buraco no meio da cabeça dele. Mas aquele era apenas o ponto de partida.

O sangue mal começava a correr pelo rosto dele e eu já agarrava seu pescoço e batia em sua cabeça. Cada soco cobrava um pedido de desculpas por ele ter encostado a mão na minha mãe. Antes que ele pudesse esboçar qualquer reação, fechei-o em uma gravata.

Minha vontade era apertar até que ele nunca mais pudesse se levantar. Foi quando um grito me trouxe de volta. Minha mãe chorando, me pedindo para parar. Foi quando entendi o estrago que tinha feito.

A parede branca da sala exibia uma mancha vermelha feita de fúria. Minha barba, braços e pelos da perna pingavam sangue, e ele implorava, com o pouco fôlego que tinha, para que minha mãe o levasse para o hospital.

Se tem uma coisa que eu sempre soube fazer na vida foi assumir a consequência dos meus erros. Botei-o no carro e o levei para o hospital.

No caminho, enquanto ele chorava, percebi que estava embriagado. Algum tipo de frieza e calma tomaram conta de mim. Em vez de continuar a briga que tivemos, apenas o levei para o hospital mais perto de casa. Enquanto esperava o médico dar os pontos no sujeito, a enfermeira disse: "Você precisa se lavar".

Parado, olhando no espelho, meu reflexo cheio de sangue, percebi que, naquela situação, eu era a única pessoa que poderia cuidar de minha mãe. De lembrança da noite, ficaram duas cicatrizes. A que deixei no rosto dele e a ferida aberta que ele deixou na minha casa.

Felizmente conseguimos expulsá-lo de nossa casa. Foi necessário muito apoio e conversa com a minha mãe para ela entender os riscos que uma possível volta com ele significava. Naquele momento, os papéis estavam invertidos. Quem um dia cuidava agora precisava de amparo, e comecei a ter uma percepção diferente de minha mãe. Meu papel naquela relação havia mudado.

Pouco tempo depois, meu pai enfrentou uma crise financeira grave. Perdeu o emprego e passou por momentos de grande dificuldade. Desde então, o ajudo financeiramente todos os meses. Aquele papel que eu tinha quando mais jovem, de pedir dinheiro ao meu pai para sair com os amigos, agora se inverteu. Sou eu quem contribuo para as necessidades diárias dele.

Enquanto cuidamos dos muitos problemas da vida adulta, nossos pais lidam com os outros problemas da terceira idade. Saúde debilitada, dificuldades de locomoção, falta de compreensão de certas modernidades do mundo... e, como parte da rede de apoio deles, chegou a nossa hora de retribuir os anos de cuidado.

Essa responsabilidade é parte do ciclo natural de cuidados. Um dia, nossos pais cuidaram de nós; outro, somos nós que cuidaremos deles. Não vou fingir que é algo fácil e prazeroso, mas cuidar também é parte do amor.

Um bom lugar para começar é tentar entender os desafios da velhice. Tente compreender as condições de saúde de seus pais e que tipo de apoio eles precisam. Estar preparado proporciona maior segurança para tomar decisões bem fundamentadas.

Um conselho: saiba estabelecer limites saudáveis. Cuidar dos pais não deve significar negligenciar a própria saúde mental, física ou abrir mão da própria vida. Não conseguimos cuidar de ninguém quando estamos cuidando de nós mesmos.

Encontrar um equilíbrio é essencial, e, quando possível, dividir responsabilidades com outros familiares ou buscar ajuda profissional pode aliviar o peso dessa jornada.

Compartilhar responsabilidades com familiares, amigos ou até mesmo profissionais reduz o desgaste emocional e garante um cuidado mais eficaz. Ninguém deve enfrentar esse processo sozinho.

E, por fim, planejar o futuro é um ato de amor. Ajude seus pais a organizarem questões práticas como finanças, testamento e planos de saúde. Também é necessário se preparar para a morte.

Os preços de um enterro em grandes cidades têm aumentado exponencialmente[48], e os custos de enterrar um parente de última hora podem ser uma complicação a mais para uma família que já está sofrendo de luto. Buscar um seguro funeral pode facilitar um momento que não será fácil de viver.

Embora essa jornada possa ser difícil, ela faz parte do processo da vida adulta. Cuidar dos pais na velhice é mais do que uma responsabilidade; é um gesto de gratidão e amor que honra o ciclo natural da vida.

LIÇÕES SOBRE A VIDA QUE SEUS PAIS NÃO TE ENSINARAM (MAS VOCÊ DEVERIA SABER)

NÃO GASTE MAIS TEMPO DO QUE PRECISA

Em *Hamlet*, Shakespeare, em determinado momento, escreve a seguinte passagem: "Não existe nada que seja bom ou ruim: o que faz as coisas parecerem assim é o pensamento".

Certas situações, momentos ou lugares em nossa vida são como são, e lutar contra a inexorabilidade dos fatos só nos trará sofrimento psicológico. Um ambiente de trabalho ruim, que não melhora apesar das ideias, das conversas e dos esforços para torná-lo melhor, provavelmente permanecerá assim. Continuar se revoltando, gritando ou se esforçando em um espaço que não mudará não trará benefício algum, apenas trará cansaço e tristeza.

Da mesma forma, uma pessoa com quem você tenta dialogar, alinhar expectativas ou explicar seu ponto de vista, mas que insiste em não ouvir ou compreender, dificilmente mudará. Por que gastar seu tempo e energia lutando contra algo ou alguém que não está disposto a mudar?

Às vezes é doloroso. Mas é necessário aceitar que as coisas são como são. Permanecer em uma situação dessas só faz sentido se for conveniente ou temporário. Caso contrário, o melhor a fazer é simplesmente ir embora. Qualquer tempo, esforço ou energia investidos em tentar transformar algo imutável serão em vão e só aumentarão o seu desgaste emocional.

Aceitar a realidade como ela é não significa conformismo, mas uma forma de se proteger e redirecionar suas forças para aquilo que realmente pode trazer crescimento e bem-estar.

APRENDA A DESISTIR

Um dos conselhos motivacionais que mais me incomodam é aquele velho clichê: "Não desista do seu sonho! Siga em frente! Não pare!". Embora tenha um lado positivo, que é trazer motivação para quem está batalhando por algo que realmente deseja, esse conselho pode carregar um peso negativo para aqueles que estão no caminho errado. Nem todo sonho é viável, e nem todo objetivo que começamos com boas intenções deve ser levado até o fim a qualquer custo.

Certos planos, por mais bem-intencionados que sejam no início, podem se mostrar insustentáveis com o tempo. Às vezes, as probabilidades de sucesso diminuem ou a oportunidade de minimizar os danos causados por uma escolha equivocada se reduz ainda mais. Desistir, recalcular e repensar a ideia pode ser, na verdade, a melhor decisão.

Saber começar algo é importante, mas saber reconhecer perdas, extrair lições e construir resiliência a partir delas é igualmente essencial. E desistir de uma iniciativa que não está alcançando os resultados esperados também é uma virtude.

Temos o hábito de tratar a desistência como a maior fraqueza de uma pessoa quando, na verdade, desistir é parte do processo. Não há problema em tentar algo, perceber que não é para você e mudar de rota. Algumas atividades, hobbies, projetos ou até profissões simplesmente não se alinham com quem somos. Muitas vezes, desistir significa abrir mão não de um futuro melhor, mas de um futuro infeliz, e redirecionar seus esforços para um caminho mais adequado.

Eu mesmo vivi isso. Durante muito tempo, pensei que trabalharia com teatro. Investi anos estudando, atuando em peças, lendo textos e me dedicando. Mas, em determinado momento, percebi que aquela carreira não era para mim. Decidir abandonar o teatro e me voltar ao jornalismo foi uma escolha difícil, mas também a melhor que poderia ter tomado. Hoje, olhando para trás, vejo que mudar de rota me levou ao lugar certo.

Às vezes, desistir não é fracassar — é se libertar. É reconhecer que o caminho em que você está não leva aonde você quer chegar.

Se precisar de mais ajustes ou quiser adicionar algo, é só avisar!

NÃO ESPERE APOIO

No dia em que decidi largar meu emprego, liguei para o meu pai para contar que estava deixando minha profissão formal em busca de construir uma carreira própria. No telefone, ele me advertiu: "Tem certeza de que isso é a melhor coisa a fazer? Você ganha tão bem, sua empresa é tão boa, eles te pagam um plano de saúde...".

Onde eu esperava palavras de motivação, recebi preocupações. E, mesmo entendendo que ele só queria o meu bem — afinal, tentar proteger o filho é o papel de um pai ou uma mãe —, percebi que, às vezes, esse tipo de conselho não é o que precisamos ouvir.

Não dá para esperar que os outros vivam a nossa vida por nós. Eles não entendem o que se passa na nossa cabeça, os nossos anseios e, muitas vezes, não enxergam o potencial que temos de concretizar nossos planos. E a realidade é dura: muitas vezes as pessoas que mais vão rir ou desacreditar dos seus sonhos serão justamente aquelas mais próximas de você. Amigos, familiares, pais, parceiros amorosos — pessoas que, mesmo sem querer, vão fazer piadas, desincentivar ou lançar comentários maldosos.

Quantos amigos eu não tive no início da minha carreira que me mandaram mensagens brincando: "Nossa, virou blogueirinha agora?", "Fez jornalismo pra se dedicar a um blog?", "Tá fazendo conteúdo pro YouTube? Coisa de adolescente". Essas palavras, ditas em tom de brincadeira, muitas vezes machucam e colocam em dúvida nossa própria capacidade.

Mas o mais curioso é que muitas dessas pessoas, anos depois, foram as mesmas que vieram com mensagens cheias de hipocrisia ao me verem construir uma carreira bem-sucedida em uma profissão difícil de alcançar o sucesso. “Nossa, sempre fui seu fã!” Obviamente, nunca acreditei nessas palavras.

Os seus planos são apenas seus. Não pertencem aos seus amigos, familiares, cônjuges ou qualquer outra pessoa. Eles devem fazer sentido para você — e somente para você. Não espere incentivo para fazer o que precisa ser feito. Se o seu desejo é genuíno e faz sentido para sua vida, siga em frente.

Claro, ouvir conselhos é importante, e a posição contrária pode ser útil para abrir nossos olhos e avaliar se estamos traçando um caminho errado. Mas, no final das contas, se você sente que é o caminho certo, siga.

Dane-se o que os outros pensam. A jornada é sua, e você é quem deve traçá-la.

NÃO SEJA SEMPRE O MESMO

Viver é uma série de contradições. Quem somos hoje não será a mesma pessoa amanhã. E quem somos hoje já não é a mesma pessoa que fomos ontem. Estamos sempre crescendo e evoluindo. Apesar disso, tendemos a nos apegar à imagem do passado que criamos de nós mesmos. Cristalizamos uma ideia de quem deveríamos ser ou do que deveríamos fazer, e, por conta disso, muitas vezes deixamos de enxergar e aproveitar as possibilidades que a vida nos oferece.

É cruel como cobramos que decidam, jovens, ainda tão cedo, qual será a profissão de suas vidas. Esperamos que, aos dezoito anos, escolham o caminho que seguirão pelos próximos quatro ou cinco anos de estudo e, depois, por décadas de trabalho. Aos 18, eu sequer sabia quais eram meus gostos musicais ou literários, muito menos qual profissão deveria exercer. Pense em quantas pessoas dedicam anos a um caminho que escolheram nessa idade, quando mal tinham as ferramentas para entender o que realmente queriam ou quem realmente eram.

A vida adulta muitas vezes parece uma fantasia que criamos quando éramos mais novos. Escolhemos a roupa que vamos vestir, os lugares que frequentaremos e as decisões que supostamente deveriam definir quem somos. Mas a verdade é que a vida não precisa ser tão rígida. Podemos — e devemos — mudar. Essa é uma das maiores belezas da natureza humana.

Seu espectro político pode mudar porque você viu um vídeo que trouxe uma nova perspectiva. Seu estilo de roupas pode mudar, assim como o lugar onde vive. Se morar em uma determinada cidade já não faz sentido para você, por que continuar lá apenas porque passou dez ou mais anos nesse lugar? O tempo que investimos em algo não precisa nos aprisionar para sempre.

Como cristão, acredito que Deus nos deu o livre-arbítrio para que vivêssemos com liberdade, explorando e desfrutando todo o potencial que temos como seres humanos. Mas, muitas vezes, nós mesmos castramos esse potencial, condenando-nos a vestir uma fantasia de quem achamos que deveríamos ser.

Há espaço para mudar, para reinventar-se, para buscar algo novo. Então, a pergunta que fica é: você é quem gostaria de ser ou está apenas performando o papel de alguém que imaginou anos atrás que deveria ser?

Me sinto atrasado na vida

Tudo tem o seu tempo determinado, e há tempo para todo propósito debaixo do céu.

— Eclesiastes 3:1

Era uma noite quente de sábado. Tudo que eu queria era uma cerveja gelada e jogar conversa fora para refrescar minhas ideias. Estava recém-formado na faculdade e um mundo de possibilidades começava a surgir pela minha frente. Tinha sido efetivado no trabalho, começado a ganhar um salário de "gente grande" e recebia responsabilidades à altura.

Ainda morava com a minha mãe, mas não tinha mais os perrengues financeiros da época de estágio e faculdade. Era época de traçar planos: viagens, cursos, trocar de carro talvez? O céu era o limite para os meus planos, apesar de — até então — todos eles não passarem disto: planos. Mas só de saber que finalmente eu ganhava o suficiente para poder planejar coisas já me deixava satisfeito, só não mais satisfeito do que ficaria ao tomar uma boa e velha gelada numa mesa de boteco. Foi preciso meia dúzia de mensagens no celular para encontrar um amigo para me acompanhar para tomar uma.

Entre um litrão e outro servido ao lado de um salgado de procedência duvidosa, uma daquelas coincidências do destino aconteceu. Um colega que não via desde a época de escola passou e me reconheceu na mesa do bar. Era o Roberto. Tínhamos estudado juntos e não nos encontrávamos desde a formatura. Prontamente, ele sentou, encheu seu copo de cerveja e começou a despejar na gente o que estava fazendo da vida. Toda a magia dos meus planos se perdeu. Nem se jogassem um copo de água em minha cerveja, ela teria perdido o gosto como aquela conversa fez com que perdesse.

Ele estava noivo — e eu solteiro há alguns anos. "Vamos casar até o fim do ano." Tinham acabado de se mudar para um apartamento com varanda gourmet em uma das áreas mais nobres do Anália Franco, bairro de luxo da Zona Leste de São Paulo. "A entrada foi meio puxada, mas a gente se aperta e dá um jeito. Sabe como é, né?" Não, eu não sabia. Ainda dependia dos meus pais para ter um teto e morava num sobrado cuja umidade cobria uma boa parte da parede do meu quarto. "Estou tocando a empresa do meu pai, dá mó trampo ser chefe." Eu tinha acabado de me livrar do título de estagiário. Como faz para ter a sua própria empresa aos 25 anos? Voltei para casa arrasado. Me sentia um merda. E o mundo girou...

Anos depois, encontrei Roberto no aniversário de um amigo em comum. Ambos agora estávamos na faixa dos 30 e tínhamos muito a atualizar. Antes que eu pudesse perguntar da vida, ele disparou: "Fico de cara com seu trabalho. Acho muito fodas as entrevistas que você tem feito e as viagens que fez nesse último ano. Que inveja eu tenho de você, maluco". Eu fiquei atônito, mas a conversa não parou por aí. As coisas na vida de Roberto não estavam legais.

O casamento não deu certo e o divórcio foi duro: "Ela ficou com o apartamento para não acabar sobrando para a minha empresa". A pandemia não tinha sido legal para ele também. "Perdemos metade dos clientes. A metade que ficou ainda está devendo uma grana." Para completar, sua saúde mental não estava bem. "Tive um burnout foda no ano passado. Tive que ficar uns meses afastado para voltar ao normal. Mas pô, cara, feliz demais de ver o seu sucesso."

Aos olhos de Roberto, naquele momento eu era um sucesso. Era solteiro, sem divórcio para me atrapalhar, com a empresa crescendo, relativo sucesso na criação de conteúdo e morando em uma casa legal, com um estilo de vida invejável para muitos: viagens pagas por marcas, entrevistas com celebridades notórias e jornada de trabalho flexível que me permitiu alguns luxos e hobbies que boa parte da população brasileira não tem acesso. Aos olhos de Roberto, eu tinha dado certo.

Para mim, a vida estava apenas normal. O que nos leva a um ponto: toda jornada é individual e intransferível. Comparar sua vida com a de outra pessoa não vai tornar sua vida mais fácil nem acelerar as coisas, e ainda é injusto com você mesmo.

Logo, acho que vale destacar que, se você se sente atrasado, a pergunta é: "Em relação ao quê?". Qual é o referencial no qual estamos nos baseando aqui? Está atrasado em relação a seus amigos? Onde você gostaria de estar? Ou onde acredita que a maioria das outras pessoas está?

Para computar esse atraso, é necessário um referencial. Qual usaremos? Acho injusto usar como referencial outras pessoas. Um primo, um vizinho, um colega de classe. Pessoas têm vivências diferentes, histórias, jornadas, mais facilidades, mais dificuldades. E, por vezes, a gente não sabe qual é toda a jornada daquela pessoa.

Uma pessoa pode estar muito bem-sucedida profissionalmente, mas muito mal de saúde mental. Não dá para medir o sucesso de alguém em uma área sem compensar o sacrifício que foi feito em outras.

A gente normalmente quer o corpo como o das estrelas de Hollywood, mas dificilmente ficará empolgado em fazer uma dieta. Não computamos quantas restrições um atleta ou celebridade fez em busca de uma barriga tanquinho ou até mesmo quantos profissionais estão por trás do treinamento de influenciador que posta fotos no espelho da academia todos os dias. Sem contar o fator rotina.

É óbvio que uma pessoa cujo único foco na carreira é se preparar fisicamente terá resultados consideravelmente mais expressivos que o seu, cujo único espaço de tempo para treinar é nas duas horas sobre no fim do dia após pegar o transporte público para voltar do trabalho. Consegue ver o ponto em que quero chegar? Podemos admirar os resultados de alguém, porém, querer imprimi-los em nossa realidade sem levar em consideração o contexto do outro e o nosso pessoal é desonesto com nós mesmos.

Quando olhamos de fora um terceiro sendo bem-sucedido em sua vida, é fácil se sentir estagnado. Enquanto contemplamos embasbacados uma pessoa em sua jornada, ficamos parados vendo-a se afastar cada vez mais rápido, ao mesmo tempo que nos afundamos sem sair do lugar. Nosso referencial fica cada vez mais distante. Para a gente se sentir atrasado, basta a gente ficar parado e não continuar em movimento.

Outra coisa muito importante que seus pais não te contaram é que nem todo crescimento, é uma linha reta em ascendência. A gente constrói algo, quebra, tenta de novo, dá certo, tem os tempos bons... Um dia você pode ter um problema de saúde que não era esperado ou a morte de um ente querido pode atrapalhar os planos da família. A gente não vai ascender numa incrível trajetória rumo ao sucesso absoluto em todos os campos da nossa vida.

A vida adulta é cheia de altos e baixos. Não espere um caminho tranquilo só porque um dia você sonhou com ele e, acima de tudo, não se sinta atrasado por não corresponder às expectativas de um adolescente que achou que seria CEO da Apple antes dos 30. Adolescentes costumam estar errados em muitas coisas. Você provavelmente não usaria hoje as roupas que usava quando tinha 15 anos, mas por que carrega culpa de não vestir os sonhos da mesma época?

Sentir-se atrasado na vida implica que existe um momento certo ou errado para viver certas coisas. Ou seja, se você não conseguiu o emprego dos seus sonhos ou não conseguiu ter o sucesso profissional até os 30 anos, significa que aos 31 você não vai ter? Se você não conseguiu encontrar uma esposa, não conseguiu formar uma família com filhos e tudo mais aos 32, significa que aos 33 não vai conseguir fazer isso?

Se você morou com seus pais até os 35 anos, porém, durante todo esse tempo juntou o dinheiro, deu uma entrada em uma casa e aos 36 comprou o seu imóvel próprio, você foi mal ou bem-sucedido por finalmente ter o sonho da casa própria aos 36?

A gente tenta formular regras para a vida que não existem. Isso sem contar, novamente, os infortúnios que acontecem. Você morou sozinho até os 35 anos e, aos 36, teve algum problema financeiro. Algum revés da vida obrigou você a ter que voltar a morar com seus pais. Tudo estava certo aos 35 anos e, a partir dos 36, você deu errado.

A vida não é uma régua a qual a gente precisa seguir como se fosse uma linha reta. A vida precisa fazer sentido para a gente, ela precisa fazer sentido com a nossa história, com a nossa vivência, com aquilo que a gente deseja e com aquilo que a gente viveu. Não com o que a gente imagina que deveria viver, não com o que a gente viu o outro vivendo ou que a gente projeta e que nem sempre está conectado com a nossa realidade.

Se sente atrasado em relação a algo na sua vida? Ok, passe menos tempo se culpando por não ter chegado lá e um pouco mais pensando o que fazer para aproveitar o tempo que ainda tem. Quanto mais tempo se culpando, menos tempo vivendo.

Os 30 são apenas um número

No começo, eu tinha o entusiasmo da juventude. Pedia a Deus que me desse forças para mudar a humanidade. Aos poucos, percebi que isso era impossível. Então passei a pedir a Deus que me desse forças para mudar quem estava à minha volta. Agora já estou velho, e minha oração é muito mais simples. Peço a Deus o que devia ter pedido desde o começo. Peço para que consiga mudar a mim mesmo.

— Paulo Coelho

Sua vida não estará resolvida aos 30 anos.

A chegada dos 30 talvez seja a primeira grande crise da nossa vida adulta, porque muitas pessoas acreditam que, ao completar três décadas, alguma engrenagem mágica se move em nossa vida e terá resolvido quase todas as grandes questões que nos afligem na juventude.

Já estará com sua vida amorosa muito bem encaminhada. Já terá resolvido questões de moradia. Terá resolvido problemas financeiros. Sua vida profissional estará indo cada vez mais de vento e popa.

Quando, na real, a data é apenas mais um ciclo da Terra em torno do Sol, mas não trouxe nenhuma solução mágica consigo.

Existe uma pressão irreal com a chegada dos trinta. Muitos chegarão nessa idade desiludidos, se sentindo atrasados e desesperançosos, achando que não têm mais perspectiva de vida.

Os 30, especialmente com o aumento da expectativa de vida, tornaram-se apenas mais uma das muitas idades que atravessamos em nossa jornada. Contudo, ainda carregamos uma mentalidade que coloca essa idade como um marco definitivo, um ponto de chegada que exige realizações específicas.

Com os avanços da ciência, da tecnologia e da medicina, chegamos aos quarenta, cinquenta, sessenta, com mais saúde, energia e disposição para explorar novos horizontes.

Basta comparar uma pessoa de 50 anos na década de 1950 ou 1960 com uma pessoa de hoje. São realidades completamente diferentes, com estilos de vida e perspectivas que não se comparam.

Tratar os 30 anos como um *checkpoint* de videogame, onde só avançamos se alcançarmos determinados "itens" como sucesso profissional, estabilidade amorosa ou conquistas pessoais, é uma forma de autossabotagem. Ao fazer isso, desrespeitamos nossa própria história.

Nós cobramos metas arbitrárias, sem levar em conta o que vivemos, aprendemos e construímos até aqui. E, pior, ignoramos que a vida não segue um roteiro rígido. Ela é caótica e imprevisível, e os números nada significam frente à complexidade das nossas experiências.

A ideia de que aos 30 anos devemos ter nossas vidas completamente definidas é uma armadilha.

Talvez você tenha tido um relacionamento maravilhoso dos 20 aos 29 anos, mas, ao chegar aos 30, percebeu que aquilo já não fazia sentido e decidiu terminar.

Isso não significa que não possa encontrar um novo amor aos quarenta. Da mesma forma, você pode estar com sua carreira em plena ascensão aos 30, e então, aos 31, enfrentar uma demissão inesperada. A vida não respeita prazos ou metas pré-estabelecidas. Ela simplesmente acontece, regida pelo caos e pela imprevisibilidade.

Sim, os 30 anos podem ser uma fase em que começamos a consolidar algumas escolhas e certezas. Mas isso não significa que essas escolhas sejam definitivas. Na verdade, nada é.

Estamos sempre em processo de transformação. Talvez, aos 40 ou 50 anos, você descubra que sua verdadeira paixão é a veterinária e decida começar uma nova faculdade. Talvez, após décadas em um casamento falido — como meus pais estiveram —, perceba que deseja estar sozinho ou experimentar outras formas de viver. Talvez tenha passado a vida inteira na mesma cidade e, de repente, sinta o desejo de se mudar, viajar ou adotar um estilo de vida nômade.

Chegar aos 30 ou a qualquer outra idade sem alcançar determinadas metas que acreditávamos ser fundamentais não é um fracasso. É apenas uma etapa da jornada, uma oportunidade de recalibrar nossos objetivos e abraçar quem somos no momento presente.

O importante é não nos julgarmos por não atender às expectativas impostas pela sociedade ou por nós mesmos. A vida não tem um modelo único de sucesso, e cada trajetória é válida, com suas particularidades e tempos próprios.

Viver é aprender a respeitar nosso tempo, celebrar nossas conquistas e, acima de tudo, continuar aberto a novas possibilidades, independentemente da idade.

A vida acontece entre planos

A vida, se bem empregada, é suficientemente longa.

— Sêneca

O último conselho que resolvi guardar para este livro talvez seja o mais importante que precisará carregar pelo resto de sua vida: a vida acontece entre planos. Enquanto escrevia este livro, passei por uma vida inteira.

Levei um golpe de um sócio de longa data, perdi uma empresa que criei, pedi minha namorada em casamento, um grande amigo morreu em um acidente, competi em um campeonato de jiu-jitsu, me mudei de casa, viajei para dois pontos diferentes do globo, ganhei e perdi dinheiro, tudo isso enquanto escrevia o livro. E, apesar de alguns desses momentos terem sido desesperadores, a vida segue. Esses acontecimentos atrasaram alguns dos meus planos, como este livro, por exemplo, que será entregue com quase seis meses de atraso — fica aqui o pedido de desculpas para o Pedro, meu editor.

Conforme ficamos mais adultos, precisamos entender que a vida acontece entre planos. Às vezes, a gente se planeja para começar na academia: "Agora vai. Dessa vez não vou largar meus treinos no meio. Vou quatro vezes por semana, com certeza". E a gente se esforça.

Compra roupa nova de academia, gasta na loja de suplementos, assiste a horas de conteúdo de *youtuber* fitness em busca de dicas. Abre mão de saídas com amigos ou de ficar em casa vendo a nova série da Netflix para treinar. Mas aí, a vida acontece.

O trabalho entra em uma fase complicada. Um projeto novo exige mais horas dentro do escritório, que acabam matando as horas que sobram para ir para a academia no fim do dia. As quatro idas semanas viram três... duas... uma ida no final de semana. E quando a gente vê, nem está mais indo treinar. E, depois de meses de trabalho duro, quando a agenda volta a aliviar, falta aquela motivação inicial para ir ao treino.

A vida adulta é recheada de complicações e responsabilidades que cobram nossa atenção imediata, o que faz com que certos planos acabem sendo adiados ou cancelados. Uma mãe pode ficar doente, um filho ficar de recuperação, seu marido ser demitido, o carro quebrar... Isso vai atrapalhar uma série de coisas que gostaríamos de estar fazendo no lugar, mas é nossa responsabilidade resolver esses problemas.

De problema em problema, vamos envelhecendo e, ao abrir os olhos, é fácil um adulto não se sentir mais jovem como era antigamente. Todos aqueles planos, ideias e sonhos de quando era mais novo parecem que vão ficar empoeirados para sempre no canto de nossa imaginação, como nosso próprio Rosebud.

Nossos sonhos às vezes precisam ser guardados numa gaveta para dar lugar à razão. Isso se chama maturidade, mas não significa que nunca poderemos abrir aquela gaveta novamente.

A expectativa de vida de um brasileiro saiu de 65 anos, nos anos 1990, para quase 77 anos[49], nos dias de hoje. Nos anos 1970, esse número chegou a ser 57 anos. Estamos vivendo mais e melhor. Com os avanços da medicina e da farmacologia, junto com o aprendizado de diversas áreas, entendemos que certos hábitos prolongam ou encurtam nossa vida e quais remédios ou abordagens aumentam a longevidade.

Porém, mesmo aumentando cada vez mais e mais a expectativa de vida, fazemos uma conta errada. Achamos que a juventude é a maior parcela da vida quando, hoje em dia, podemos dizer que está cada vez menor. Muitas pessoas delegam aos mais jovens a responsabilidade de carregar todos os prazeres da vida. Como se só naqueles anos a gente pudesse ter boas experiências de vida, como viajar, ter hobbies ou até mesmo se apaixonar.

Vai viver mais tempo, mas não na sua adolescência ou juventude, e sim no envelhecimento. Por que condenar uma vida de infelicidade ao abrir mão de ser a potência do que podemos ser em cada idade? Eu sei. É assustadora a noção que uma pessoa se tornou uma das principais — se não a única — responsável financeira por uma família inteira.

Saber que, sem seu trabalho, as pessoas que ama terão dificuldade para comer, viver, pagar as contas... Essa responsabilidade faz a gente se agarrar ao seu trabalho e tentar ao máximo não o perder. Qualquer atividade além de manter alguém que ama alimentado, saudável e vivo parecerá perda de tempo.

É importante, na vida adulta, termos a resiliência de cuidar da gente. Cuidar dos nossos planos, do nosso corpo, do nosso desejo e da nossa saúde mental. São essas coisas que dão sentido à vida. É aquilo que faz a gente ser o que a gente é. Você não é médico, advogado, contador... essa é a sua profissão. Não é apenas pai, mãe, tio... esses são seus laços familiares. Você é a complexidade de experiências, viagens, amizades, amores, gostos, atividades e aprendizados que teve ao longo de sua vida. Não podemos deixar que as responsabilidades da vida adulta apaguem quem você é. É comum ficarmos cegos por essas responsabilidades.

Não é porque uma pessoa largou o hobby de desenhar aos 30 anos por conta do trabalho que ela nunca mais poderá pegar um lápis e papel na vida. Às vezes, aos 50, surge o tempo necessário para voltar para aquela paixão. E qual é o problema disso? Procuramos dar lógica demais para coisas que não necessitam de lógica. Se gosta de algo — e está na lei — o que te impede de fazer isso?

São pequenos prazeres que dão o gosto de viver — nossa rotina na academia, o jardim que cuidamos em casa, nossas viagens, aquele curso de idioma que sempre sonhamos em fazer ou até mesmo atividades com nossos amigos. Todos esses planos ficam empoeirados no canto porque a vida aconteceu e algo "mais importante" surgiu.

É preciso encarar certos aspectos da vida com menos culpa e aproveitar mais o processo. Mesmo que seja voltar à academia três meses ou dez anos depois, só pelo prazer de se manter em movimento. É nossa responsabilidade entender que nem tudo acontece do nosso jeito ou no nosso tempo, mas a maior qualidade que um adulto pode ter é de fazer acontecer.

Ser um adulto funcional é lidar com responsabilidade, dinheiro, carreira e relacionamentos, mas também é entender que quem está no controle de sua identidade é apenas você mesmo. E você tem o direito — na real, o dever — de manter sua identidade viva.

Como adultos, não podemos abrir mão de nossas responsabilidades, mas também não podemos abrir mão de quem somos. A vida vai acontecer entre seus planos, mas você precisa aprender como trazer de volta os planos para a sua vida.

Acesse o QR Code
ao lado para consultar
as notas deste livro

Agradecimentos

Não existe como passar tanto tempo produzindo conteúdo na internet sem contar com a parceria de pessoas incríveis no seu caminho. Ao longo dos anos, tive o prazer de trabalhar com pessoas muito talentosas e que me ajudaram a potencializar as conversas que tivemos ao longo dos últimos anos nos diversos canais dos quais fiz parte.

A primeira pessoa a quem sempre tenho que agradecer é Wallison Felício, que abriu um monte de portas dentro do Youtube para mim. Foi através de sua amizade e aulas no Youtube Space São Paulo que conseguiu emplacar uma série de projetos que foram decisivos para fazer um canal que parecia que nunca daria certo ir de cinco mil a cem mil inscritos em menos de um ano.

Foram nestes primeiros anos criando vídeos que conheci pessoas incríveis como Dafne e Diego, do Saúde na Rotina, Gustavo Cruz, Alê, do Minuto Indie, além de Lito, do Aviões e Músicas, e Iberê e Mari, do Manual do Mundo, e muitos outros.

Os primeiros anos produzindo conteúdo ao lado do Leonardo Filomeno em um quarto na casa da minha mãe - aliás, obrigado mãe pela paciência e por ceder o espaço para a gente - foram uma maluquice, mas também um grande laboratório para as mais malucas das ideias que anos depois viriam a amadurecer em conteúdos mais centrados. Porém, lembro com muito carinho destes anos iniciais produzindo conteúdo enquanto tínhamos que improvisar equipamentos do jeito que dava. Lembro que o primeiro equipamento de luz que usamos para iluminar uma gravação era uma lâmpada de abajur com uma folha de sulfite na frente, preso em um cabo de vassoura. Não importava se era bonito, importava se dava certo.

Com o passar dos anos, conforme as coisas foram se profissionalizando, equipamentos melhores foram chegando e os cabos de vassoura foram deixados apenas para a limpeza. Com a profissionalização do trabalho, pude contar com membros da equipe que somaram demais na minha jornada. Teve o Tobias, o estagiário de redes sociais que não só era um gênio nas artes, mas como uma ótima companhia para ver os jogos da Champions League nas tardes enquanto trabalhávamos; Gabriel, editor de vídeo que já resolveu tantos problemas de trabalho que não saberia por onde começar a agradecer; Leo Sui, que trouxe uma organização incrível ao nosso time no pouco tempo em que estivemos juntos; Débora, com sua energia positiva inabalável e um talento incrível de trazer os mais brilhantes convidados para nosso podcast; Thiago, que já editou de tudo um pouco sempre com muito carinho e dedicação, e a Marianna, que ajudou a organizar uma bagunça financeira de anos de má gestão.

A lista de pessoas com quem trabalhei é grande: Maria, Jaime, Thally, Matheus, Arthur, Gabi... Quem vê a figura solitária na frente das câmeras não imagina o que passa e quem passa por trás delas, mas todos de alguma forma somaram para a construção desse diálogo com o público masculino, trazendo mais qualidade de vida, autoestima e um senso de pertencimento.

Longe do campo profissional, pude contar com bons amigos também que somaram muito em minha trajetória pessoal e profissional. É o caso do Marcos Lacerda, que conheci através de videochamada durante a pandemia, mas tive o prazer de evoluir nossa amizade pessoalmente ao longo de diversos encontros e gravações ao longo dos anos. O mesmo vale para os queridos amigos do PeeWee - Miguel, Leo, Cescon, Rafa, Marcelo, Gabriel, Denis, Spencer, Leo Baixos e tantos outros com quem dividi caóticas gravações de podcast - e a Lisa Guerra e Júlia, duas queridas amigas que sempre correram ao meu socorro quando precisei. Também devo agradecimentos especiais ao Gustavo Cerbasi, Coloral, Edu, do Futirinhas, Lucas Aprofundo, e tantas outras pessoas especiais que a internet me apresentou ao longo dos anos. Um dos privilégios do meu trabalho é poder sentar para conversar e trocar ideias com pessoas incríveis e ser pago por isso.

Quero dedicar um espaço para agradecer à minha família também. Boa parte da criação de um filho é compartilhada e pude contar com a presença dos meus tios Paulo e Eduardo em minha vida para formação cultural. Guardo na memória os almoços de domingo, os jogos do Palmeiras, as corridas de Fórmula 1, as saídas para empinar pipa e toda vivência que pude desfrutar ao lado dos dois. Uma pena que não poderemos celebrar com o vovô e a vovó este livro, mas sei que eles estão comemorando conosco este lançamento.

Queria agradecer à minha mãe, primeira e maior fã até hoje. Não fosse seu carinho e incentivo quando precisei de abrigo para empreender, talvez não tivesse conseguido chegar onde cheguei profissionalmente hoje. Mãe é coisa de outro mundo. Gostaria de agradecer ao meu pai, que sempre me ensinou o valor do trabalho duro. Tenho a certeza de que, se um dia eu procurar a palavra resiliência no dicionário, encontrarei uma foto dele por lá. Queria agradecer à Luciana, minha mãe de consideração, por todos os conselhos e zelo, mesmo não tendo nenhuma obrigação por isso. Aos meus irmãos, Giovanna e Fernando, primos Giovanni e Giulliano, tia Fabiana e Viviane, muito obrigado pela companhia e carinho ao longo dos anos.

Para Letícia, meu grande amor, só me resta agradecer pelo carinho e leveza que adicionou em minha vida. A sua graça, leveza e delicadeza tornam mais leves os mais difíceis dos dias. Obrigado pela paciência nos dias mais difíceis e pela companhia nos dias bons. Feliz de poder dividir uma vida ao seu lado.

E, para terminar, preciso agradecer a todos que acompanham meu trabalho. O sucesso de um criador de conteúdo é a sua comunidade. Ao longo dos anos, tenho tentado trabalhar com responsabilidade e seriedade para entregar um conteúdo com a qualidade à altura do carinho que tenho por quem acompanha meu trabalho. Nunca conseguirei expressar o quão grato eu sou pelo impacto que vocês causaram e pela mudança que essa comunidade proporcionou para minha vida. Obrigado por acompanhar meu trabalho. Sem você, meu trabalho não faria a diferença.

Esta obra foi composta por Maquinaria Editorial nas famílias tipográficas
STIX Two Text, DM Sans e Covered By Your Grace.
Impresso pela gráfica Plena Print em maio de 2025.